むさしの
寺子屋シリーズ 1

副作用がなければ薬じゃない？

武蔵野大学 薬学部教授 阿部 和穂

〜薬学のススメ〜

はじめに

「薬」という漢字が、「艹」（くさかんむり）に「楽」（らく）と書くように、「くすり」とは草木に由来して私たちの体や心を楽にしてくれるありがたいものです。病気になったときに、薬に助けられた思い出が誰にもあるはずです。しかし、薬が病気を治してくれるのは、体のどこかに作用して変化させることができるからであり、本当に効く薬は、治療効果だけではなく、好ましくない副作用を伴うことも少なくありません。

私は長年、大学の薬学部で、薬が体に作用するメカニズムを扱う「薬理学」という科目を中心に担当し、将来薬剤師という専門職をめざす学生たちを教育・指導してきました。その中で繰り返し訴えてきたのは、「薬には良い面だけではなく悪い面もある。患者に適した使い方を提案することで、薬の悪い面をできるだけ出さず良い面を上手に引き出し、安心・安全に活かすのが君たちの任務だ」ということでした。

その一方で、あまり知られていないことかと思いますが、日本の医薬品のルールを定めた「医薬品、医療機器等の品質、有効性及び安全性の確保等に関する法律」（略称：薬機法、旧・薬事法）には次のような条文があります。

（国民の役割）
第一条の六　国民は、医薬品等を適正に使用するとともに、これらの有効性及び安全性に関する知識と理解を深めるように努めなければならない。

つまり、薬のことは専門家に任せておけばいいというわけではないのです。医師や薬剤師から薬の作用や使い方について説明を受けたとしても、最終的にどのように薬を使用するかは、患者自身に委ねられているのです。適正使用のために、患者本人も薬のことを十分知っておく必要があります。

　そこで私は、一般の方にも、薬の知識を深めてもらう啓蒙活動にも力を入れてきました。その一つとして、インターネットの生活総合情報サイト「All About」において「脳科学・医薬ガイド」を担当させていただき、難解そうな薬に関する話題をわかりやすく解説した記事を多数発信してきました。

　今回出版の運びとなった本書は、その All About に寄稿した記事を厳選・再編集してまとめたものになります。個別の薬に関する説明ではなく、全般的に知っておいてほしいけれど、病院や薬局で説明してくれることはないだろうと思われる話題を中心に選びました。中には、「目からウロコ」の話もきっとあるでしょう。

　本書を読んだからと言って、薬のすべてが分かるわけではありませんが、薬とどう付き合っていけばいいのか、基本的な考え方を身につけるには、きっとお役に立てると思います。

令和6年11月
阿部和穂

『副作用がなければ薬じゃない？』

目　次

はじめに ——————————————————————————— 3

第 1 章　薬を上手に使うには？

Question 01 ● 「ミネラルウオーターで薬を飲んではいけない」って本当？ — 10

Question 02 ● 薬を飲み忘れてしまったらどうすればいい？ ——————— 14

Question 03 ● なぜ薬の使い過ぎはダメなのか？ ——————————— 18

Question 04 ● 病院で処方された湿布を他人に使わせてもいい？——————— 22

Question 05 ● 海外で現地の薬をお土産に買うのは違法？ ——————— 26

Question 06 ● 「薬を飲んでいたら献血できない」は本当？ ——————— 30

第 2 章　薬を安全に保管・廃棄するには？

Question 01 ● 夏場は薬を冷蔵庫で保管した方がいい？ ——————— 36

Question 02 ● 使用期限の過ぎた薬を飲んでも大丈夫？ ——————— 40

Question 03 ● 薬の空き容器は飲食店に置いて帰っても大丈夫？ ——————— 44

Question 04 ● 薬が自然界の生態系に影響を与えることがある？ ——————— 48

第 3 章　薬の副作用をどう考える？

Question 01 ● 副作用がなければ薬じゃない？ ——————————— 56

Question 02 ● コロナや風邪の発熱に解熱剤は必要？ ——————— 62

Question 03 ● 「ステロイド剤」は使わない方がいい? ——— 70

Question 04 ● 薬は肝臓や腎臓に悪い影響を与える? ——— 74

Question 05 ● 注意すべきサプリと医薬品の組み合わせはある? ——— 78

Question 06 ● 「プラセボ効果」で病気が治る? ——— 82

第 4 章　薬物の乱用を防ぐには?

Question 01 ● 覚醒剤は一度だけの使用でも危険なのか? ——— 88

Question 02 ● 緊張を和らげるために風邪薬を使ってもいい? ——— 92

Question 03 ● なぜオーバードーズを行うのか? ——— 96

Question 04 ● 市販薬のオーバードーズで問題となる成分は? ——— 102

Question 05 ● 「違法ではない」のになぜ危険ドラッグは「危険」なのか? - 108

Question 06 ● 大麻グミは危険ドラッグなのか? ——— 114

第 5 章　薬の値段をどう考える?

Question 01 ● ジェネリック医薬品を選ぶメリットは? ——— 120

Question 02 ● 「選定療養」ってどんな制度? ——— 126

Question 03 ● 高額な薬があるのはなぜか? ——— 130

Question 04 ● 「1億円超えの薬」は本当に適正価格なのか? ——— 134

Question 05 ● 最近、医薬品が不足するようになったのはなぜ? ——— 140

第 6 章　薬局を上手に利用するには?

Question 01 ● なぜ薬局の薬剤師はいろいろと質問するのか? ——— 148

Question 02 ● なぜ「お薬手帳」があるのか? ——— 154

Question 03 ●「お薬手帳」を使うのは損なのか？ ── 160
Question 04 ●かかりつけ薬局はどう選べばいい？ ── 164
Question 05 ●ドラッグストアで市販薬をどう選べばいい？ ── 170

第 7 章　薬の名前を知るには？

Question 01 ●なぜ医薬品には複数の名称があるのか？ ── 176
Question 02 ●薬の名前がカタカナ表記なのはなぜ？ ── 180
Question 03 ●先発医薬品とジェネリック医薬品の見分け方は？ ── 188
Question 04 ●薬の名前を覚える方法はある？ ── 194

おわりに ── 201

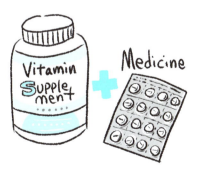

第 **1** 章

薬を上手に
使うには？

QUESTION 01

「ミネラルウォーターで薬を飲んではいけない」って本当?

薬を飲むときに、何げなくペットボトルのミネラルウォーターを使っている人は少なくないと思います。
でも、すべてのミネラルウォーターが薬を飲むのに適しているとはいえないのです。

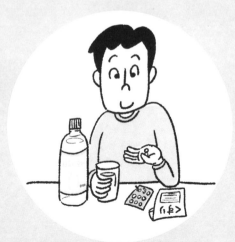

Question 01

「ミネラルウォーターで薬を飲んではいけない」って本当？

硬水のミネラルウォーターや
海洋深層水は要注意！

薬には「飲む」「貼る」「塗る」「吸い込む」など、いろいろな使い方がありますが、飲み薬は、水（もしくは白湯）で飲んだ場合に、最適な効果が得られるように用法用量が決められています。ミネラルウォーターは水の一種ですから、問題がないように思われるかもしれませんが、一部のミネラルウォーターは、薬を服用するのには適しません。

ナチュラルミネラルウォーターは、地下水（淡水）を原水としています。地中でろ過されていく過程で、ナトリウム、カルシウム、マグネシウム、カリウムなどのミネラル分が溶解して、自然に水に混じったものを、そのまま飲用水として販売しています。

ところが、カルシウムやマグネシウムが、薬の吸収を妨げてしまうこともあるのです。

たとえば、骨粗しょう症の治療に使われるビスホスホネート系薬物、細菌感染の治療に用いられるテトラサイクリン系抗生物質や、ニューキノロン系抗菌薬などは、カルシウムやマグネシウムなどの金属イオンと結合して、水に溶けにくいものに変化してしまいます。

こうなると、せっかく薬を飲んでも体に吸収されず、効果が得られないことがあるのです。

すべての薬が影響されるわけではありませんが、薬ごとに影響があるかどうかを、一般の方が判断することはほぼ不可能でしょう。

カルシウムやマグネシウムを多く含む水は、薬を服用するときの水としては、常に避けるようにした方がいいでしょう。

11

ミネラル含量の指標となる硬度は、主にカルシウム量とマグネシウム量を算定式に当てはめて求められ、その値は採水地によってかなり違います。

日本では一般に硬度が 100mg/L 未満のものを軟水、100mg/L 以上 300mg/L 未満のものを中硬水、300mg/L 以上のものを硬水と分類しているようです。

ちなみに、日本国内の水道水の硬度は 30 ～ 100mg/L くらいで軟水に相当しますので、薬を服用するときに使っても問題はありません。

海外のミネラルウォーターは要注意!

注意が必要なのは、海外のミネラルウォーターです。

中でも、イタリア産の「クールマイヨール」は、硬度 1612mg/L、フランス産の「コントレックス」は硬度 1468mg/L で、超硬水のため、薬を服用するのには適しません。

採水地が日本のミネラルウォーターは、ほとんどが軟水なので問題はありませんが、日本の製品の中にも、硬水であることを売りにしている商品もあります。

その場合はそのことがちゃんと表示されているはずですから、薬を服用するときに使わないようにすればよいでしょう。

なお、同じ日本産でも、海洋深層水をミネラルウォーターとして売っている商品がありますが、海洋深層水はあくまで海水です。ミネラル分が多く含まれていますから、薬を服用するときには使うべきではありません。

Question 01

「ミネラルウォーターで薬を飲んではいけない」って本当？

コーヒーやジュースで薬を飲んでも大丈夫？

「薬の味が苦手だから、水や白湯ではなく、コーヒーやジュースで薬を飲みたい」

という人がいるかもしれません。

飲み薬は、水（もしくは白湯）で飲むことを前提に開発されていますが、「どうしても」という方は、医師か薬剤師に必ず確認しましょう。

基本的には、水以外の飲み物で薬を飲むと、想定外のことが起こる可能性がありますので、やめておいた方がいいでしょう。

たとえば、お茶に含まれる成分が薬の吸収を妨げてしまい、本来の薬の効果が発揮されないこともあります。

また、コーヒーには覚醒作用を示すカフェインが入っていますので、睡眠薬とコーヒーを一緒に飲むと、お互いの作用を打ち消してしまう恐れがあります。

ジュースの中には、肝臓の働きに影響する成分が入っていることがあり、治療薬の効果を変化させ、想定外の副作用が起こる恐れもあります。

また、薬の味をごまかしたいと思っても、水以外の飲み物と一緒に飲むと、苦味がさらに強くなってしまう薬もあります。

薬が飲めないお子さんやお年寄りは、服薬専用のゼリーやカプセルを利用してもいいでしょう。

QUESTION 02

薬を飲み忘れてしまったらどうすればいい？

「朝夕2回」「毎食後」など、薬を服用するタイミングが決められていたのに、飲み忘れてしまった場合、どうするのがいいのでしょうか？ 2回分をまとめて飲んでもいいのでしょうか？

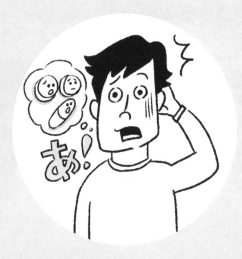

Question 02

薬を飲み忘れてしまったらどうすればいい？

対処法は
ケースバイケース

　薬を飲み忘れたからといって、次のタイミングで2回分をまとめて飲むのは絶対にしてはいけません。2回分の効果が得られることはなく、単に好ましくない副作用が出る危険性が増すだけです。

　薬の用法用量は、その薬に期待する効果が十分に表れるように、また副作用が最小限にとどめられるように定められています。

　飲んだ薬の効果の出方は、最終的には薬の成分の血中濃度によって決まります。

　服用のタイミングは、それぞれの薬の、「体への吸収」「体内分布」「代謝」「排泄の速さ」などの特性が考慮され、治療に最適な範囲の血中濃度が一定以上に保てるように考えて決められています。

　一度に2回分の量を飲むと、血中濃度が急激に必要以上に上がってしまいます。絶対に行ってはいけません。

飲み忘れてしまった
場合には

　では、飲み忘れたことに気づいた場合、どうするのが正しい対処法でしょうか？

　答えは、ケースバイケースです。

　食事の影響を受けることがなく、いつ飲んでもいいが飲み忘れを防ぐために「食後服用」とされている薬の場合は、忘れていたことに気づいた時点ですぐに飲んでも差し支えありません。

　ただし、気づいたのが次の服用のタイミングに近い時間だった場合は、忘れた回の分はあきらめて、次のタイミングで1回分を飲む

15

ようにしてください。

　また、食事の影響を受ける薬や、服用間隔が指定されている薬などは、自己判断で飲むことはやめましょう。

　たとえば、食前に飲むよう定められている血糖降下薬などの場合は、飲み忘れたからと食後にあわてて飲むと、血糖値が下がり過ぎて危険です。

　飲み忘れの心配がある方は、薬局で薬をもらうときに、事前に薬別の対応法を聞いておくとよいでしょう。また、実際に飲み忘れたときに、どうしたらいいか不安になった場合には、遠慮なく薬局に相談しましょう。

　そのためにも、自分の体質や薬歴を把握し、個別相談にのってくれる「かかりつけ薬局」を持っておくことをおすすめします。

Question 02
薬を飲み忘れてしまったらどうすればいい？

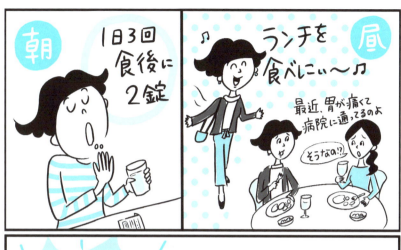
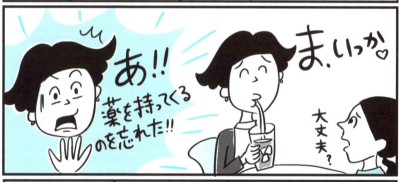
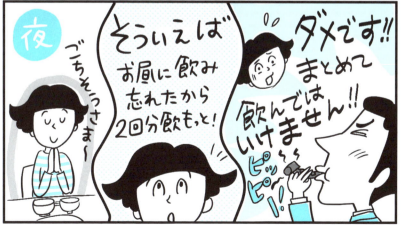

QUESTION 03

なぜ薬の使い過ぎはダメなのか?

「痛み止めは、飲み続けていると効かなくなる」という話を聞いたことはありませんか? また、湿布薬は飲み薬ではなく貼るだけなので、「多めに貼って、早く治したい」と考える人がいるようですが、本当はどうなのでしょうか?

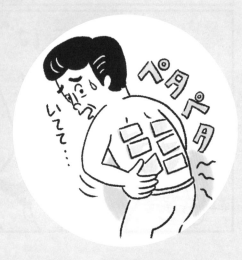

根本的な
治療・予防を心がける

同じ薬を長期間使用し続けると、効き目が変わってくることは珍しくありません。

鎮痛薬は、体の異常に伴う痛みを抑えるために使われます。しかし、痛みは本来、体の SOS サインですから、すべて痛み止めで抑えてしまえばよいというものではありません。

痛みを薬で抑えても、体の方が次第にそれに抵抗し、さらに痛みの信号を強めてしまうこともあります。

自己判断で同じ薬を飲み続けるのは避けて、長引く症状があるならば医療機関を受診し、原因をしっかりと突き止め、根本的な治療や予防を心がけましょう。

さらに、痛みは心理的要素に左右されやすい特徴があります。

不安になるほど、痛みも強く感じることがあるのです。

鎮痛薬だけに頼るのではなく、不安やストレスの原因となる生活の乱れや悩み事がないかをチェックし、その解決を図ることも大切です。

湿布も副作用を
伴う「薬」

薬には、病気の治療に役立つ「主作用」以外に、必ず「副作用」があります。

使用が認められている薬には、主作用が十分に現れ、副作用は最小限にとどめられる範囲で、用法用量が定められています。

用法用量を超えて使用すると、期待する効果が増すどころか、副

作用ばかりが強く現れてしまうこともあります。

　飲み薬と貼り薬など、薬の形態が違っても、この原則は同じです。湿布の場合も、皮膚から有効成分が吸収されて体に作用するために、貼り過ぎによって胃腸障害や肺炎などが引き起こされるリスクもあります。

まとめて処方されることが多い湿布薬

「痛みなどの不快症状に対して、自分で簡単に貼れる」
「飲み薬のような『毎食後1錠ずつ』といった時間や量の指示がない」
「病院で処方されたもの以外でも、市販品を併用しやすい」

　などの理由で、湿布薬は過量使用されがちです。これは飲み薬と同様、「オーバードーズ」となります。

　湿布薬でも用法用量はきちんと守ってください。

　なお、貼った後に不調を感じたときは、すぐに剥がせば、効果を弱めることもできます。

　決められた枚数内で貼った場合でも、自分には効果が強過ぎると感じたら、適宜調整できることも覚えておくとよいでしょう。

Question 03
なぜ薬の使い過ぎはダメなのか？

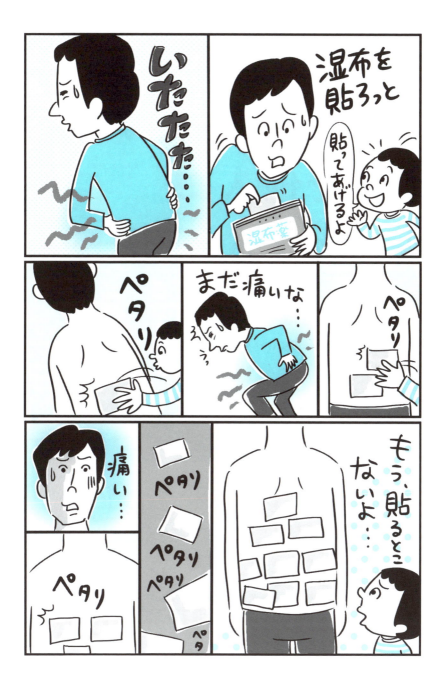

QUESTION 04

病院で処方された湿布を他人に使わせてもいい？

病院で処方された薬を他人に譲ってはいけません。
飲み薬に限らず、整形外科で出される湿布薬なども、
他人に譲ってはいけません。

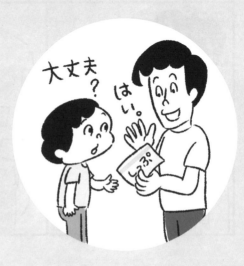

Question 04
病院で処方された湿布を他人に使わせてもいい？

湿布には「痛み止めの薬」が含まれている

　飲み薬などの処方薬を、他人に譲ってはいけないことは、多くの人が理解していると思います。

　ところが湿布などの貼り薬は、「一枚くらいあげてもいいだろう」と安易に考える方もいるようです。貼り薬であっても、本人以外が使うのは危険です。

　湿布には、単に冷やしたり温めたりするだけのものもありますが、整形外科で処方された腰痛用などの湿布には、間違いなく「痛み止めの薬」が含まれているはずです。

　市販の湿布薬の中には、家族で使えるようなタイプのものもありますが、病院で処方されたものを他人に譲るのは、止めたほうがいいでしょう。

安全性が高い一般用医薬品

　そもそも自分が病院を受診して出してもらった薬は、どんなものでも、人に譲ってはいけません。薬局で買える一般用医薬品は、比較的安全性が高く、多くの人が同じように使えるからこそ、店頭販売されているのです。

　その一方で、病院で処方される（薬局などでは手に入らない）医療用医薬品は、使っていい人と、使ってはいけない人がいます。用法用量の設定が難しかったり、副作用が強かったりするために、店頭販売には適さないのです。

23

医師が、「あなたに適する」と判断して処方した薬は、他の人にも適した薬とは限らず、危険です。外用薬も飲み薬と同じなのです。

幼い子どもは 肌が弱い

また、特に痛み止めの湿布薬については、幼いお子さんには使用が禁止されているものがあるので注意しなくてはなりません。

湿布薬には温感や冷感を生じたり、有効成分を皮膚に浸透しやすくしたりするために、多くの添加物が入っています。そのため、子どもに大人用の湿布を貼ると、皮膚にかゆみや発赤、ただれなどが生じる可能性があります。また、湿布を剥がすときに皮膚が傷ついてしまうこともあります。

幼い子どもは、大人より肌が弱いということをしっかり認識しておいてください。

また、痛み止めの薬の中には、使用年齢に制限があります。

たとえば、インドメタシン、フェルビナク、ジクロフェナクなどが該当しますが、いくつくらいの年齢で使えるかは薬ごとに違います。

医薬上は15歳以上であれば成人と扱いますので、15歳以上であればすべての湿布薬を使えますが、7歳未満のお子さんに対しては、安全性が確認されていないために、原則として湿布薬は使いません。どうしても必要な場合は、医師の判断で、そのお子さんに適したものに限って処方されます。

「自分は問題なく使っているから」という理由だけで安全性を判断してはいけません。

処方薬はご自身だけで、安全に使用するようにしてください。

Question 04
病院で処方された湿布を他人に使わせてもいい？

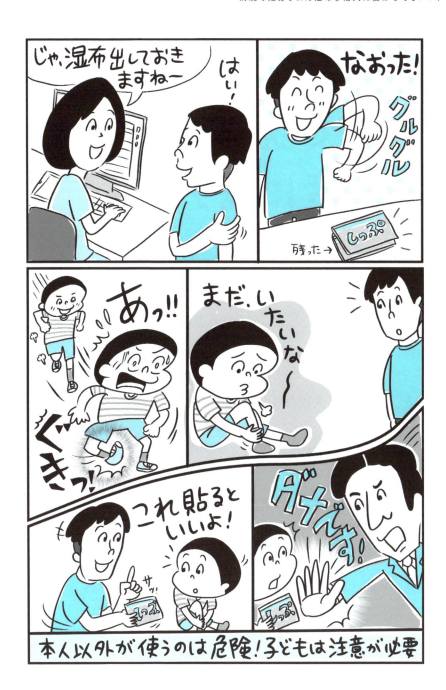

Q QUESTION 05

海外で現地の薬を
お土産に買うのは
違法?

海外旅行のお土産として、「現地の薬を買って帰りたい」と思った場合、海外の薬局で手軽に買える市販薬は持ち帰りが可能なのでしょうか? また、個人輸入した薬を、家族や友人にあげてもよいのでしょうか?

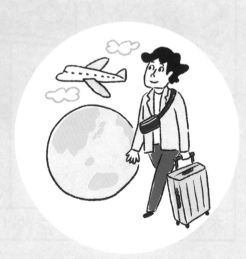

海外の薬が日本で
流通していない理由

　海外の薬局などで手軽に買える薬でも、日本国内で流通していない薬を使用するのはリスクを伴います。

　薬は、人の健康や身体等に直接影響するものです。国内で流通している製品は、データに基づいて、品質、有効性及び安全性が確認されたものだけで、「医薬品医療機器等法」などの法律によって守られています。

　「海外で一般的な薬が、なぜ日本で認められていないのか？」
　「日本は医薬が遅れているのではないか？」

　と感じる方もいらっしゃるかもしれません。実は人種によって遺伝的背景が異なり、薬の効き方も違ってくることがあるのです。

　そのため、日本人に使用した場合の有効性と安全性が確認できていない薬については、一般に国内での流通が認められていません。

個人輸入した
薬の譲渡は違法

　ただし、一般の個人が薬を海外で購入して持ち帰る「個人輸入」は、全面的に禁止されているわけではありません。一定の条件で認められています。

　たとえば、海外旅行中に病気やケガの治療を現地で受け、その薬物治療を継続する必要がある場合には、その薬が日本で使用されていないものであっても持ち帰ることができます。

　また、海外の方が来日するときに、常備薬として日本に持ち込むことなども差し支えありません。

「海外の旅行先でよさそうな薬があるので薬局で買って帰りたい」
という場合はケースバイケースです。

その薬の成分や量が、日本国内でも流通しているものと同じであれば問題ありませんが、違うのであれば、やめておいた方がいいでしょう。薬の成分によっては持ち込みができないものもあります。

また、薬を個人輸入するには、原則として、地方厚生局（厚生労働省の地方支分部局）で必要書類を提出し、「医薬品医療機器等法に違反する輸入でないことの証明」を受ける必要があります。

安全性が高く汎用されている薬や、ごく少量の場合は、証明を受けていなくても、税関で確認してもらい、特例的に通関できることもあるようです。

ですが、せっかく買ってきた薬が没収される可能性もありますから、旅行前から計画しているのであれば、やはり事前に申請して許可証明をとっておくことをおすすめします。

もう一点知っておいていただきたいのは、薬の個人輸入は、自分自身で使用する場合に限って認められているということです。

他の人に売ったり、譲ったりすることは認められません。つまり、ご家族や親しい友人へのお土産として持ち込んだ場合は、法律違反になってしまうのです。

あなた自身が現地で使用して大丈夫だったとしても、あなたとは違うご家族に合うとは限りません。

違法になることにとどまらず、万が一ご家族が健康を害した場合は、あなたが責任を負うことになります。

Question 05
海外で現地の薬をお土産に買うのは違法？

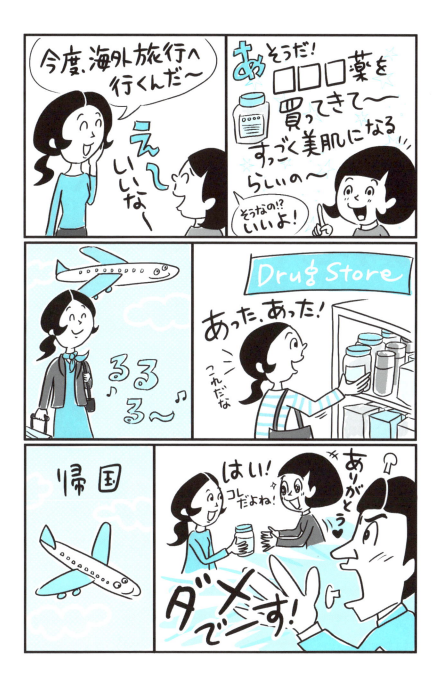

QUESTION 06

「薬を飲んでいたら献血できない」は本当？

「献血に協力しようとしたら、服薬を理由に断られてしまった……」
薬が原因で献血できないことがあるのはなぜでしょうか？
一方で、薬を飲んでいても問題なく献血できるケースもあるのでしょうか？

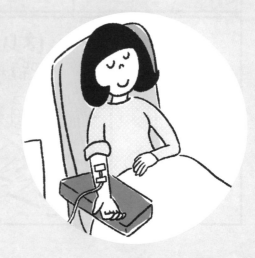

Question 06

「薬を飲んでいたら献血できない」は本当？

自己判断せずに
献血会場で相談

「薬を飲んでいる場合、献血できないことがある」のは本当です。

これは、「飲んでいる薬が原因で、血液そのものの成分が悪くなっている……」ということではありません。血液自体に問題がなくても、飲んでいる薬の成分が何らかの効果を発揮し得る濃度で、血液中に含まれている可能性があるためです。

輸血によって薬の成分まで提供されてしまうと、輸血を受けた人に何らかの薬の効果が表れてしまい、予測できないことが起こる危険性があります。

服薬していても
献血が可能な場合

一方で、「どんな薬でも献血ができない」というわけではありません。とても細かいのですが、薬によって、献血できるかどうかは異なります。

・影響が小さい成分の薬……献血当日に服用していても献血可能

・比較的速やかに体外に排出され、血液中に残りにくい薬……献血当日に服用していなければ献血可能

・血液中に薬が残りやすいものの、あまり影響を気にしなくてよい薬……服薬から一定期間は献血できないが、それ以上の時間がたっていれば献血可能

・少量でも影響が大きいと考えられる薬……献血不可

31

というように、薬の性質によって、判断が変わります。

　また、献血には全血献血と成分献血があります。
　飲んだ薬の大部分が、血液中の血しょう（血球以外の液体成分）に溶け込んでいる場合、血小板には薬の成分はほとんど含まれませんので、血小板だけを提供するのであれば、薬の影響は考えなくてよいでしょう。
　いずれにしても、薬にはたくさんの種類がありますので、服薬中に献血できるかどうかを自己判断するのはよくありません。
　たとえば、「貼り薬は飲み薬と違うから平気だろう」と思われるかもしれませんが、貼り薬を使っている場合でも、献血ができないことがあります。
　せっかくの善意が無駄になるばかりか、あなたの血液を受け取った人に危険が及んでしまうこともあるのです。

　献血して役に立ちたいという思いを活かすためには、お薬手帳などを持参して、自分が使っている薬の種類や服用した時間などとともに、当日の体調や病気の状態なども正しく伝えることが大切です。
　献血会場の担当医にしっかり相談した上で、献血の可否を判断してもらうようにしましょう。

Question 06
「薬を飲んでいたら献血できない」は本当?

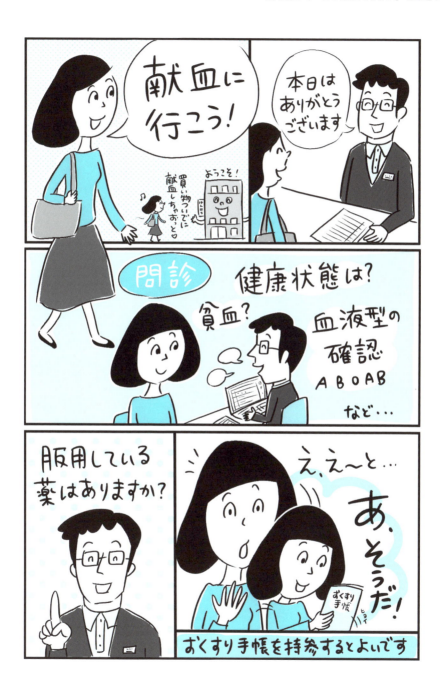

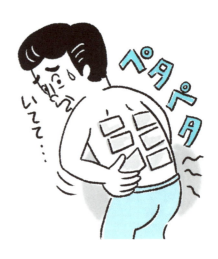

第 **2** 章

薬を安全に保管・廃棄するには？

QUESTION 01

夏場は薬を冷蔵庫で保管した方がいい？

薬の保管方法として、高温多湿を避けるように書かれているものが多くあります。30度を超えるような夏には、常温保存でいいのでしょうか？冷蔵庫で保管した方がいいのでしょうか？

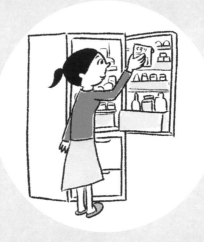

Question 01

夏場は薬を冷蔵庫で保管した方がいい？

30度以上の夏場は
工夫が必要になる

　ほとんどの薬は、1〜30度の室温で保管することを想定して作られています。

　したがって、室温が30度を超える夏場には、薬の保管場所にも配慮が必要です。

　だからといって、「高温だと変質してしまうかもしれない」と気にし過ぎて、すべて冷蔵庫で保管すればいいというものでもありません。

　在宅中なら、たいていのご家庭は、エアコンなどで室温を調整されているでしょう。

　ご自分が快適に過ごせる場所に薬が置いてあれば、それで十分です。もし旅行などで家を空ける場合には、閉め切った室内が30度を長時間超える可能性もありますが、1週間程度であればすぐに薬がダメになるということはありません。

　玄関先など、日が当たらない比較的涼しい場所に移動しておけば大丈夫です。

　薬を冷蔵庫に入れてしまうと、逆に薬がダメになってしまうこともあります。

　特に粉薬や錠剤、カプセル剤の場合、冷蔵庫から出し入れすることで、薬の表面が結露して湿気を帯びてしまいます。すると、薬の服用が難しくなったり、薬の劣化が進んだりすることもありますので、特に指示がない限りは冷蔵庫には入れず、室内のできるだけ乾燥した涼しいところで保管しましょう。

なお、シロップ剤や坐薬、目薬などの中には、もともと冷所保存と決められているものがあります。冷所は 1 ～ 15 度ですから、季節を問わず高温を避けるべきです。

　特に夏場は、室内で 15 度以下を保つのは無理でしょうから、冷蔵庫で保管しましょう。おそらく薬を処方されるときにも、「冷蔵庫に入れて保管してください」との指示があるはずです。ただし、冷やし過ぎてもダメなので、冷蔵庫中でも冷凍室やチルド室には入れないようにしてください。

　薬にはさまざまな種類のものがあり、適した保管方法もそれぞれ異なります。

　保管の仕方に不安がある場合は、薬局の薬剤師に相談するようにしてください。

Question 01
夏場は薬を冷蔵庫で保管した方がいい?

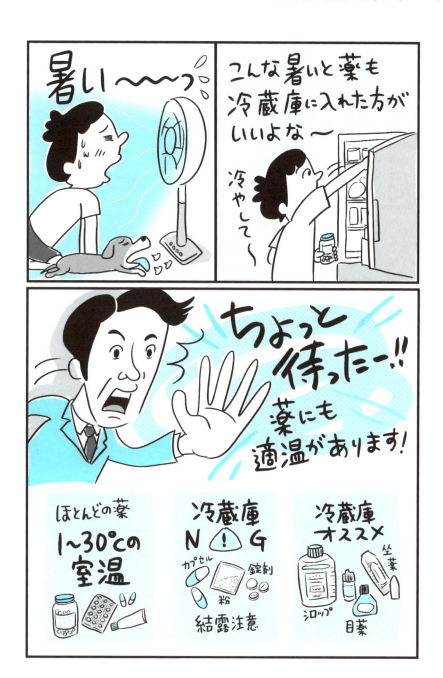

QUESTION 02

使用期限の過ぎた薬を飲んでも大丈夫？

使用期限が過ぎた薬には効果はあるのでしょうか？
期限が切れていると気づかずに服用してしまった場合、
どのような危険があるのでしょうか？ また、飲み残しの薬は
そのまま「燃えるゴミ」として処分してもいいのでしょうか？

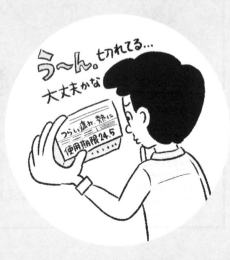

Question 02

使用期限の過ぎた薬を飲んでも大丈夫？

使用期限は
守ることが基本

　食品と同じように、薬も品質や効果を保証するために使用期限が設けられています。

　使用期間の長さは、薬の種類や剤形、保管状況などによって異なりますが、期限を過ぎると化学変化によって薬の効果がなくなったり、分解されて毒性のある物質に変化し、服用することで別の症状や病気を引き起こしたりする恐れもあります。

　また、保管状態が悪いと、細菌が繁殖して感染症を起こしてしまうケースもあります。

　市販薬はパッケージに記されている期限内で、病院で処方された薬も指示された日数内で、使い切るようにしましょう。

　期限が切れていることに気づかずに、すでに服用してしまった場合でも、市販薬で1回程度であればその後の体調に変化がない場合は、様子を見ても大丈夫なことがほとんどです。

　もし、異変を感じた場合は、病院を受診し、医師にご相談ください。

　また、周囲に、「期限切れの古い薬を飲んだことがあるけど大丈夫だったよ」などという人がいたとしても、それはたまたまだったと考え、期限切れの薬は使用しないようにご注意ください。

処方された薬が
余ってしまったら？

　ほとんどの薬の有効成分や添加物は、ごく身近な有機化合物です。ものすごく大量でなければ、燃えるゴミに出して焼却処分して差し支えありません。

41

ただし、金属やプラスチック製の包装シートや容器などは、燃えるゴミではありませんので、自治体のルールに従って分別しましょう。

　錠剤やカプセル剤は容器から取り出し、液体の飲み薬や目薬はティッシュペーパーなどに吸わせて丸め、燃やしてよいビニール袋に入れて可燃ゴミとして捨てます。

　湿布などの貼り薬は、袋から出してそのまま可燃ゴミとして捨てます。

　エアロゾルなどのスプレーは、屋外か換気のよいところで、中身を出し切ってください。そして、残ったシートや容器は、各自治体のルールに従って捨ててください。

　なお、最近は、プラスチックとアルミで作られたPTPシートをリサイクルする取り組みとして、専用の回収箱を設置した病院や薬局があります。

　ゴミとして出すよりも少しだけ手間がかかりますが、可能な方はぜひ利用してください。

Question 02
使用期限の過ぎた薬を飲んでも大丈夫？

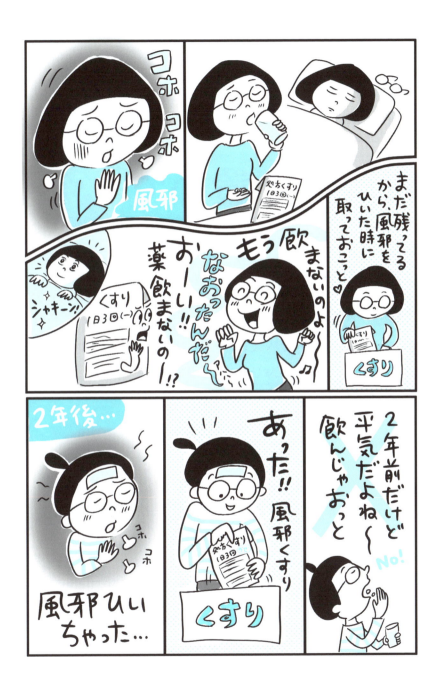

QUESTION 03

薬の空き容器は飲食店に置いて帰っても大丈夫？

持病があって薬を飲んでいる方の場合、
レストランなどの店内で服薬した後、
薬の空き容器はそのままお店にゴミとして
置いて帰っても大丈夫なのでしょうか？

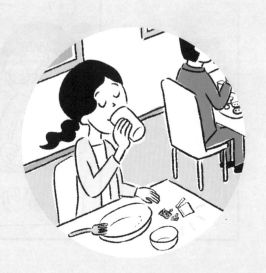

Question 03
薬の空き容器は飲食店に置いて帰っても大丈夫？

[自分で出したゴミは
持ち帰るのがマナー]

　処方される薬は、食後に飲むよう指定されているものが多いと思います。

　この場合の「食後」とは、食事の後30分以内を意味します。空腹時に飲むと胃が荒れてしまう薬や、食べ物と一緒でないと吸収されにくい薬もありますが、いつ飲んでもかまわない薬でも、飲み忘れを防ぐ目的で「食後」と指定されていることもよくあります。

　いずれにしても、外食時も薬を飲むとなると、レストランなどのお店の中で食事が済んでから、そのまま服薬する方も多いのかもしれません。

　正しいタイミングでの服薬は、健康のために大事なことですが、問題は飲み終わった後に空いた薬の包装をどうするかです。

　ごく小さなゴミだと思われるかもしれませんが、私は「自分で持ち帰る」のがいいと思います。

　まず、お店から提供されたものではなく、自分が外から持ち込んで、自分が出したゴミですから、持ち帰るのが良識あるマナーだと思いますし、ゴミを放置してお店を後にするよりも、持ち帰る方が気分的にも気持ちがいいと思います。

　また、少し堅い話をすると、近年は環境問題への関心が高まりつつあり、薬の包装ゴミについても環境へ配慮すべきだといわれるようになってきました。

　薬の錠剤やカプセルをプラスチックとアルミで挟んだPTP包装シートは、薬が大気に触れないことで、吸湿や紫外線などによる変質を防ぐことができます。また、プラスチック部分を強く押すとア

45

ルミが破け、中の薬が1錠ずつ取り出せる便利な構造になっていることから広く普及してきましたが、どう処分すべきかが議論されています。

一人ひとりが
マナーを大切に

これまではほとんどが焼却処分されてきましたが、近年は使用後のPTP包装シートをアルミニウムとプラスチックに分別して、リサイクルする取り組みが始まっています。

レストランなどにPTP包装シートを置いて帰ると、おそらく一般ゴミとして焼却されてしまうと思いますが、持ち帰った上でリサイクルすれば、社会貢献にもなります。

また、どのような薬のゴミかわからない危険性や、「片づける人が不安になるかもしれないものを放置するモラルのなさ」を問う声も聞かれます。

ところが、薬学的な観点からいうと、正しく服用された後に残った薬の包装に危険な成分が残存していることは、実際にはほとんど考えられません。

健康被害という点では、そこまで不安に思われなくても大丈夫です。

誰もが自分の健康を守りながら、気持ちよく公共のスペースを利用できるように、一人ひとりがマナーを大切にするべきではないでしょうか。

Question 03
薬の空き容器は飲食店に置いて帰っても大丈夫?

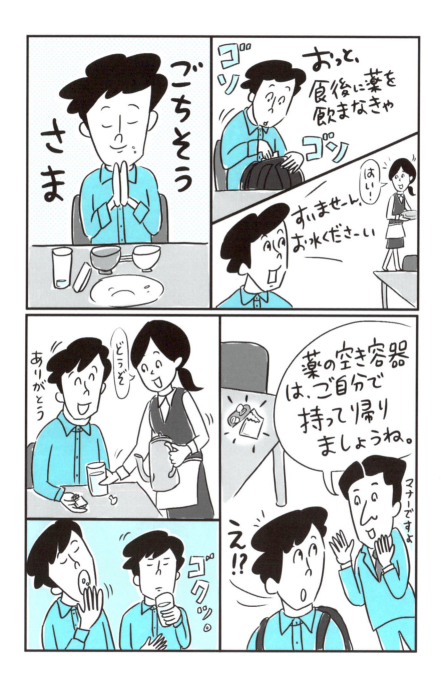

QUESTION 04

薬が自然界の生態系に影響を与えることがある？

薬は私たちの健康を守るために大切ですが、捨て方や扱い方を間違えると、自然の生態系に悪影響を及ぼす可能性があります。

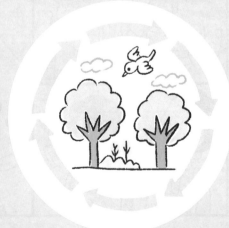

Question 04

薬が自然界の生態系に影響を与えることがある?

「適当に捨てても大丈夫だろう」 はダメ!

ほとんどの薬は、炭素、水素、酸素、窒素などで構成される化合物で、燃やせば、水、二酸化炭素、窒素酸化物などに分解されるので、あまり問題になりません。

ところが、たとえば、粉薬をそのまま下水道に流してしまうと、生物に影響を与える形のままで、河川や海にばらまかれることになります。

また、実は飲んだ薬も、その成分や代謝物は尿や糞便として排泄され、下水を経て、やはり環境へと影響を与えます。

一人ひとりが扱う薬の量はごくわずかだとしても、習慣的に世界中の人が医薬品を環境へ排出することが繰り返されると、その影響は決して無視できません。

薬は私たちの健康のために大切なものですが、近年は実際にたくさん使用される医薬品が自然環境に影響し、一部の生態系を脅かしている例も報告されています。

人工合成された薬が、 もともと自然界にあった?

トラマドールという薬は、1962 年にドイツの製薬メーカーが作った合成品で、強い痛み止めの効果があることから、末期がんに伴う痛みや、原因不明の慢性疼痛などの治療に用いられるようになりました。

日本では 1978 年に筋肉注射剤が販売開始され、2010 年からは経口剤が使用可能になっています。同じ鎮痛薬でも、モルヒネのよ

49

うな依存形成が比較的起こりにくいため、麻薬には指定されていません。

　このトラマドールという合成薬に関して、2013 年に驚くべき論文（Angew. Chem. Int. Ed. 52(45): 11780-11784）が発表されました。
　フランスの研究チームが、アフリカのカメルーンに生育していた、アカネ科の薬用植物 Nauclea latifolia という木の根に、トラマドールが存在しているのを発見したというのです。
　薬の多くは、自然の植物や動物に含まれている成分を分析して、それを手本にしてより強力な化合物を合成して医薬品として応用されたものですが、トラマドールはそうではありません。
　合成された化合物の中から選び出されたもので、お手本となった天然物があったわけではありませんから、「人工合成された薬が、後で自然界から発見されるなんて、すごい偶然だ！」と多くの研究者が驚きました。

　ところが、よく考えてみると、「天然に存在している化合物を見つけて、同じものを人工的に合成する」ことよりも、「人工的に合成された化合物と同じものを自然界のどこかから見つけ出す」ことの方がはるかに難しいのですが、決してあり得ないことではありません。
　事実、フルオロウラシルという抗がん薬は、1950 年代に人工的に作り出された代表的な合成医薬品ですが、2003 年にその誘導体が、「中国南海の西沙諸島周辺で収集された海綿動物から見つかった」という報告もあります（J. Nat. Prod. 66(2): 285-288）。

　ところが、トラマドールのケースは、どうもそうではなかったよ

うです。

報告に疑問を持ったドイツの研究グループが再調査した結果が2014年に報告されました（Angew. Chem. Int. Ed. 53(45): 12073-12076）。

カメルーンの *Nauclea latifolia* の根にトラマドールが存在することは確認できたものの、同じ種の植物でもサンプルによってトラマドールの含有量にかなりの開きがあり、また不思議なことに、トラマドールだけでなく、哺乳動物の体内でできるトラマドールの代謝物までが見つかりました。

また、同じ地域の他の植物の根や、水域からも見つかったとのことでした。

そして、さらに調査をすると、地域の人たちがトラマドールを過剰摂取していた上、家畜にもトラマドールを投与して、過重労働をさせていたという実態が明らかになりました。

つまり、人、または家畜の尿、及び糞便に含まれたトラマドールと代謝物が、土壌や水に混入し、それを吸収した植物の根から検出された……というのが、事の顛末だったようです。

生態系への影響も報告されている

人工的に合成された薬のトラマドールが、自然界に広がっているとしても、トラマドールによる具体的な被害はまだ報告されていないようです。

しかし、同様に広く用いられている医薬品が自然界に広がり、実害が生じたと指摘されている薬があります。ジクロフェナクです。

薬局で売られている『ボルタレン』『フェイタスZ』『エアーサロ

ンパス Z』などの商品名の痛み止めの主成分なので、みなさんの中にも使ったことのある方がいると思います。

　ジクロフェナクは、1960年代半ばに、スイスの製薬メーカーで初めて合成された薬です。
　「解熱」「鎮痛」「抗炎症作用」が強力で即効性があることから、医療用及び一般用医薬品として、世界中で用いられています。
　現在のジクロフェナクの世界消費量は、年間2400トンを超えると報告されており、そのうち数百トンが人間のし尿中に残存し、処理施設のフィルターで除去されるのは、そのうちの10%未満に過ぎません。残りは自然へばらまかれているそうです。

　2017年にオーストリア・ウィーンで開催された、欧州地球科学連合年次総会で発表された国際研究チームの調査結果によると、世界の1万キロ以上に及ぶ河川で、欧州連合が定めた許容上限値の「1リットル当たり、100ナノグラム」を上回る濃度のジクロフェナクが存在することが明らかにされました。

　ネパールを中心とした南アジアでは、推計30万羽いたハゲワシが、10年間で1000羽程度にまで減少しました。
　動物の死骸を探し回って食べるハゲワシは、長い間ネパールでは「縁起が悪い鳥」とされていたため、当初はその数が減ってもあまり気にされていませんでしたが、いよいよ絶滅の危機に見舞われる水準まで個体数が減ったため、本格的な調査を行ったところ、その原因にあげられたのがジクロフェナクでした。
　死ぬ間際にジクロフェナクを投与された牛の死体を食べたハゲワシは、腎障害、血清尿酸値の上昇、内臓性痛風（鳥類の病気）を起

Question 04
薬が自然界の生態系に影響を与えることがある？

こして死亡したものと推定されました。

　これを受けて、2006年3月にインド政府は、家畜にジクロフェナクを投与することを禁止しました。

　また、2021年にスペインで見つかったハゲワシの死体からも、ジクロフェナクが検出されたとの報告があり、世界的にジクロフェナクが「環境への脅威」と見なされるようになりました。

　ちなみに、ハゲワシの減少は、各地で野犬の増加をもたらし、人間が狂犬病の脅威にさらされているという指摘もあります。

　私たちが使用しているジクロフェナクが、環境にどの程度の影響を与えているかは明確にされていませんが、いずれ自分たちに返ってくることを意識しながら、使い方や捨て方を考えるべきではないでしょうか。

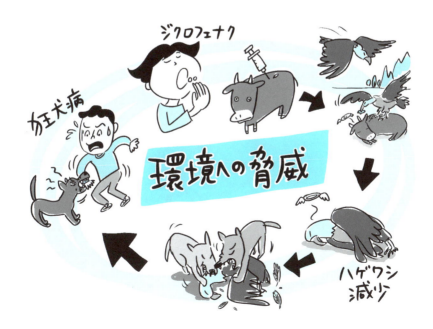

53

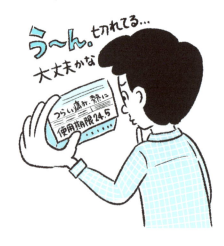

第 3 章

薬の副作用を
どう考える？

QUESTION 01

副作用が なければ 薬じゃない?

薬の副作用とは、体に悪い有害なものだと思っていませんか? 副作用とは「目的以外の作用すべてを指すもの」で、ある症状に対しては不要でも、違う症状には役立つことがあります。

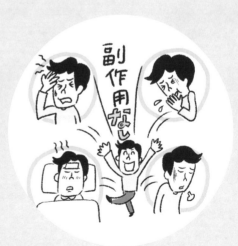

誤ったイメージが
健康リスクを招く

みなさんは薬に対してどのようなイメージを持っていますか？

「薬」という漢字は、「艹」（くさかんむり）に「楽」（らく）と書きます。植物に由来しており、病気などでつらいときに体を楽にしてくれるありがたい存在ですね。

でも、「クスリ」と片仮名で書くと、何となくちょっと怖い感じがしますね。しかも逆さにすると「リスク」。いよいよ危険なものというイメージです。

薬の長い歴史の中では、社会問題としてクローズアップされるような薬害事件になったものもあります。

そのためか、最近は「薬をあえて飲まない」ことを主張する医師や薬剤師が一部で支持されたりして、「薬は怖くて悪いものだ」という考えもあるようです。

しかし、薬についての正しい知識を持たず、誤ったイメージだけを信じ込んでしまうのは危険です。

重い病気に苦しむ人が、必要な薬の服用を避け、あやしい民間療法のとりこになってしまうという命に関わる事態も起こっています。

長い研究の末にうまれた薬の働きについて、正しい知識を持ち、上手に活用していくことが大切です。

「副作用＝体に有害」
は誤り

多くの人が、「副作用＝有害な作用」と思っているかもしれません。ところが、これは大きな誤解です。

薬の作用のうち、治療の目的に利用されるものが「主作用」で、それ以外の治療に不要な作用は「副作用」に相当します。

　「副」という漢字は、「主たるもののそばにある」「付き添う」などの意味を持ち、「悪い」という意味は元来ありません。

　「副」委員長は、委員長の邪魔をする悪い人でしょうか？　違いますよね。

　「どんな薬がいいですか？」とたずねると、多くの人が「効果があって、副作用の少ない薬」と答えるかもしれません。

　でも、結論を先にいってしまうと、「副作用のまったくない薬」は、実は「まったく効かない薬」です。

　過去にも、「副作用がなくて安全」との触れ込みで、多数の患者さんに使用されてきた薬が、実は「そもそも病気を治す効果のないものだった」という実例があります。

　当然そうした薬は認可が取り消され、現在は使用されていません。「何らかの副作用がある」ということは、「何らかの形で体に作用して、効果を発揮する力がある」という確固たる証しなのです。

「眠くなる」のは 副作用？ 効果？

　たとえば、「ジフェンヒドラミン」という薬があります。

　1910年ごろ、私たちの体の中でヒスタミンという物質が作られ機能していることがわかり、1920年代にはそれが蕁麻疹などのアレルギー反応を引き起こす原因物質だということがわかりました。

　そして1930〜40年代になると、このヒスタミンの働きを止めることによって、アレルギーの治療が可能になるというアイデアに基づいて、いわゆる「抗ヒスタミン薬」と分類される化合物が合成

され、花粉症やアレルギー性鼻炎、蕁麻疹などのアレルギー疾患の治療に広く用いられるようになりました。

ジフェンヒドラミンもその1つで、1943年にアメリカのシンシナティ大学の研究室で合成された、多数の化合物の中から見つかりました。ですから、この薬の本来の使用目的は、「アレルギー症状を抑える」ことです。

日本でも1950年に発売されて以来、今も広く用いられています。

ただし、この薬には少しだけ欠点がありました。

飲み薬として使ったときには、あまり作用が長く続かない上に、眠気を生じやすかったのです。居眠り運転で事故を起こす危険性があるので、薬の添付文書には「車の運転を避けること」という注意書きがしてあります。

つまり、「アレルギー症状を抑える」ことを目的としてこの薬を使うときには、「眠気を生じる」のは副作用と見なせます。そこで、今ではこの薬は、飲み薬として使われることは少なく、塗り薬として使われることが多くなりました。

でも、この薬が「眠気を生じる」ことは、本当に悪いことなのでしょうか?

みなさんは毎晩ぐっすり眠れていますか? なかには、「不安なことがあって毎晩よく眠れない」と悩んでいる人もいるのではないでしょうか。

そんなとき、ちょっとだけ薬の力を借りて眠りやすくする、つまり睡眠薬を利用している人もいらっしゃるでしょう。

そうした人にとっては、「眠気を生じる」という作用を持ち合わせたジフェンヒドラミンは、いい薬になる可能性があります。

たとえば、「ドリエル」という商品名の薬をドラッグストアの店頭

で見つけたら、パッケージの裏側にある成分表示を見てみてください。そこにはしっかりと「ジフェンヒドラミン」という薬名が書かれています。このような薬は、ジフェンヒドラミンが持つ「眠気を生じる」という作用を、睡眠導入を目的とした製品として応用したものになります。

　強い睡眠薬の場合には、朝起きたときに頭がボーッとして、日中も眠気が残ってしまう場合がありますが、ジフェンヒドラミンは作用が長く続かないので、朝すっきり目覚めることができます。

「寝つきが悪いだけで一度眠ってしまえば大丈夫」というタイプの人には、ぴったりの睡眠改善薬になるというわけです。

　ある症状に対しては不要だった副作用も、他の症状に対してはとてもよく効く主作用になる一例だといえます。

蕁麻疹治療薬に酔い止め効果

　ジフェンヒドラミンは、もう1つ意外なところで応用されました。

　1947年にアメリカのジョンズ・ホプキンス大学附属病院に通院していた妊婦さんが、蕁麻疹の治療のために、ジフェンヒドラミンを飲んでいましたが、あることに気がつきました。

　その人はもともと車酔いしやすかったのですが、ジフェンヒドラミンを飲んでいた日は、なぜか平気だったのです。

　そのことを医師に報告したことがきっかけで、詳しく調べたところ、ジフェンヒドラミンには「乗り物酔いを防ぐ効果がある」ことが確認されたのです。

　アレルギーの治療を目的とするときには、当然「アレルギー症状

を抑える」のが主作用で、「眠気を生じる」「乗り物酔いを防ぐ」は目的外の副作用と見なせます。

しかし、寝つきが悪い人が睡眠改善の目的で使うときには、「眠気を生じる」が主作用で、「アレルギー症状を抑える」「乗り物酔いを防ぐ」は副作用です。そして、乗り物酔いしやすい人が使うときには、「乗り物酔いを防ぐ」が主作用で、「アレルギー症状を抑える」「眠気を生じる」は副作用です。

このように、主作用と副作用は、何を目的にしているかで入れ替わることもあるというわけです。

もし、当初、ジフェンヒドラミンに見られた目的外の作用、つまり副作用を、単なる悪い作用だと片付けていたら、不眠に悩んでいる人や、乗り物酔いしやすかった人は、救われなかったかもしれません。

薬のよい作用を 効果的に引き出す

どんな薬にも、体に作用する以上、必ずよい面と悪い面があります。「不都合な作用もあるなら薬は悪者」と短絡的に決めつけるのは、視野が狭過ぎます。

目的外の副作用が害をもたらす事例は確かにありますが、それは使い方次第ではないでしょうか？

過去の薬害事件などを振り返ってみても、薬そのものが悪いのではなく、使い方を誤り、しかもそれをすぐに是正しないで放置した人間側に問題があったことは明らかです。

薬の悪い作用をできるだけ防ぎ、よい作用を効果的に引き出すために、正しく利用することが大切なのです。

QUESTION 02

コロナや風邪の発熱に解熱剤は必要？

高熱が出たとき、解熱剤はどのタイミングで飲むべきでしょうか？「解熱剤を使わない方が早く治る」「解熱剤が切れるとまた高熱が出る」「飲むと長引く」など、服用のタイミングや頻度で迷う方も少なくないようです。

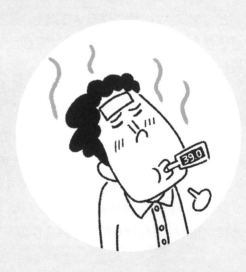

Question 02

コロナや風邪の発熱に解熱剤は必要?

高熱は感染症の
本体ではない

　風邪、インフルエンザ、新型コロナウイルス感染症など、細菌や
ウイルスが原因の感染症には、発熱という症状がつきものです。

　程度の差はあれ、ほとんどの方が、高熱に苦しんだ経験があるは
ずです。そして、少しでも楽になりたいと思い、解熱剤を使う方も
多いでしょう。

　特にお子さんが急に熱を出すと、親御さんは心配して、あわてて
解熱剤を飲ませたり、なかなか熱が下がらないからと、繰り返し解
熱剤を飲ませたりする方もいるようです。

　その背景には、まだ「熱＝病気の本体」という誤解があるように
思います。

　かつて流行したマラリアは、40℃前後の高熱が2〜3日おきに繰
り返され、死亡する人も多かったために、熱が原因の病気だと見な
されたようです。

　ところが今では、感染に伴う発熱は、体の免疫系による防御反応で、
病気から回復するために必要な生理的なしくみだということがわ
かってきました。

　つまり、ただ熱を下げても病気は治らず、むしろ逆効果で、回復
を遅らせてしまうこともあるのです。

細菌やウイルス感染で
高熱が出るしくみ

健康なときの私たちの体温は、いつも一定で36〜37℃程度に保

たれています。

　脳の視床下部にある体温調節中枢が、正常体温を 36 〜 37℃と設定し、外気の寒暖によって体温が上下変動しそうになっても、それを元に戻すように調節しているからです。

　ところが、細菌やウイルスに感染すると、体の中で、サイトカインと総称される炎症関連物質が産生され、その信号が脳に伝わることで、体温調節中枢が決めた設定温度がくるってしまいます。

　たとえば、設定温度が 39℃に変更されてしまうと、体温調節中枢は、体温を 39℃前後に保とうとして調節するために高熱が続くのです。

　私たちの体の中に細菌やウイルスが侵入し、免疫を担う白血球に分類されるマクロファージ系の細胞が認識すると、インターロイキン-1 β、インターロイキン -6 などが放出されます。

　これらの物質は、炎症性サイトカインと総称され、「細菌やウイルスが侵入した」ということを体中に知らせるサイレンの役割を果たします。インターロイキン -1 βは、体の各所に働きかけ、C 反応性蛋白（C-reactive protein、略して CRP と呼ばれる）、フィブリノーゲン、血清アミロイド A 蛋白などの産生を促します。

　CRP は、体に炎症が起きていることを示す血液検査のマーカーとしても有名で、免疫反応に関係する補体という分子を活性化して、食細胞が細菌を食べて分解するのを助けたり、細菌を溶かすことで生体防衛に役立ったりしています。

　その一方で、炎症性サイトカインは脳にも信号を送り、発熱を起こします。

　脳血管の内側にある内皮細胞がサイトカインの信号をキャッチすると、プロスタグランジン E2 という物質が産生され、これが視床

下部視索前野の体温調節中枢に届くと、「体温を上げよう」という判断がなされるのです。

体温調節中枢は、平熱より高い体温にするため、体に必要な反応を引き起こす指令を出します。

たとえば、自律神経系を介して皮膚の血管を収縮させ、体から外気へ熱が逃げないように防ぎます。また、内分泌系の甲状腺や副腎皮質からのホルモン分泌を促して、内臓や骨格筋の代謝による熱産生を促進します。

さらに、体性神経系を介して手足の筋肉を小刻みに動かすことで熱を産生して、体を温めようとします。熱が出ると、手足がブルブルと震えるのは、このためです。

通常は体温よりも外気の方が低いので、体温が急に上昇すると外気との差が大きくなり、「寒い」と感じるはずです。ゾクゾクと悪寒を感じるのは、まさに体温が急に上がっている証しなのです。そして、私たちは厚着をしたり、布団にもぐりこんだりします。

こうした行動も、体に熱をこもらせて体温を上げるのに寄与しています。

発熱によって細菌や ウイルスと闘っている

このように細菌やウイルスが侵入すると、脳の体温調節中枢がわざと体温を高くしているのですが、一体何のためでしょう？

体温が上昇すると、細菌やウイルスの活動が低下することが知られています。

細菌は、私たちと同じ生き物ですから、生きるのに適した温度があり、その温度からはずれると、生きにくくなります。

　私たちは、自らを犠牲にして体温をギリギリまで上げ、細菌とどちらが耐えきれるか勝負をしているのかもしれません。

　種類によっても多少異なりますが、一般的にウイルスは 37℃くらいで最も増殖が活発になりますが、39℃の環境ではほとんど増殖できなくなるといわれています。

　より正確にいえば、ウイルスは自分で増殖するわけではありません。ウイルスは生き物ではなく、核酸やタンパク質が寄せ集まった、ただの構造体（いわば物質）に過ぎません。

　ウイルスが私たちの体内に入ったときには、私たちの細胞がウイルスを間違ってコピーして増やしてしまい、病気を引き起こしてしまうのです。

　つまり、ウイルスを増やしている真犯人は私たちなのですから、体温を上げることで、私たち自身の細胞が、ウイルスを増やすスピードを遅くすることになります。

　体温が高くなって、細菌やウイルスの活動が低下している隙に、体の免疫細胞が一斉に攻撃をしかけることで、細菌やウイルスに勝てるようになるのです。

　高熱は体を守る免疫系を助ける役割を果たしているのです。

解熱剤を使うのに 適したタイミング

　発熱によって免疫系が助けられるのであれば、解熱剤は飲まない方がいいと考えられます。ところが、一概にそうともいえません。

Question 02

コロナや風邪の発熱に解熱剤は必要？

　高熱が長期間続くと、体力が消耗し、免疫の力が落ちてしまうこともあります。体が損傷を受けることもあります。マラリアに伴う高熱で亡くなる方がいるのもそのためです。

　ですから、解熱剤は使った方がいいときもあります。

　ではどのように使い分ければいいのでしょうか？

　まず、感染して熱が上がり始めたタイミングでは、慌てて解熱剤を使わない方がいいでしょう。

　細菌やウイルスが体内に侵入すると、免疫系が「さあ闘うぞ！」と動き出します。その助けとなるように体温を上げようとしているときに、体温が上がらないように薬で抑えてしまっては、免疫系が活性化できなくなってしまいます。

　逆効果になって、治るのが遅くなることもありますから、体に異変が起きて不快かもしれませんが、慌てて薬を飲むよりは、体力が持つ限りは様子を見たほうが賢明です。

　テレビ CM などでは早めの服薬を促しているものもありますが、このような体の反応を考えると、あまり鵜呑みにしない方がいいでしょう。

　体温を逃がさないように、保温性の高い寝巻きを着たり、寝具をしっかりかけて休んだりすることが先です。

　また、汗をかくと水分が失われますので、水分補給も忘れずに。

　免疫細胞が働くと、体内のビタミン C が消費されますので、ビタミン C を含む飲料で補給するのもよいでしょう。

　ただし、「熱が出ても解熱剤を飲んではいけない」というわけではありません。

　経過観察で、状態がどんどん悪くなる場合や、熱以外の症状があ

る場合は、何か重大な病気が隠れている恐れもありますので、きちんと医師の診断を受け、アドバイスをもらいましょう。

　休んでいるうちに、悪寒がなくなり、逆に「暑い」と感じて汗をかくようになってきたら、体温が下がってきた証しです。

　体が「もう体温を上げておく必要がない」「勝てる見込みがついた」と判断し、体温調節中枢が設定温度を元に戻し始めているわけですから、解熱剤を用いても問題ないでしょう。

　薬の助けを借りて、早く体温が平常に戻れば、体力も回復しやすくなります。

　薬は使いようです。体の仕組みをよく理解して、薬の力をうまく活用できるようにしましょう。

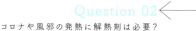
Question 02
コロナや風邪の発熱に解熱剤は必要？

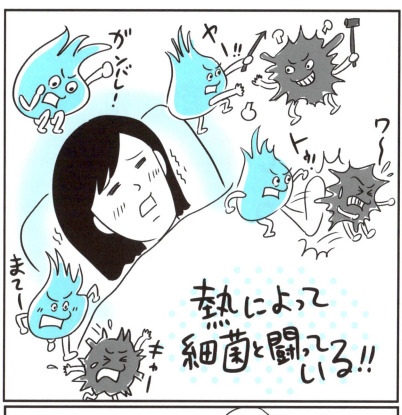

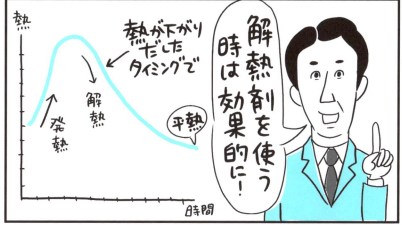

QUESTION 03

「ステロイド剤」は使わない方がいい？

アレルギーが原因と考えられる皮膚疾患や喘息などの治療で、「ステロイド剤」が処方されることがあります。「ステロイド剤は危険」と考える方もいるようですが、安心して使ってもいい薬なのでしょうか？

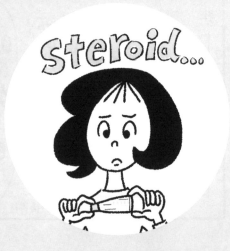

指示通りに正しく
使うことが大切

そもそもすべての薬には、必ず副作用があります。多くの人が「副作用のない薬がいい」と思うかもしれませんが、「まったく副作用のない薬」は「まったく効果のない薬」といっても過言ではありません。

ステロイドとは、コレステロールなどのステロールを原料にして作られた天然に存在する物質の総称です。

私たちの体内の副腎という臓器で作られる副腎皮質ホルモンや、生殖器で作られる性ホルモンなども、ステロイドに該当します。

もともと体内にあるものですから、本来は決して危険なものではありません。

そして、「副腎皮質ホルモン」は、強力な抗炎症作用や、抗アレルギー作用があることがわかったため、炎症やアレルギーが関係した病気の治療に応用されるようになりました。

これが副腎皮質ステロイド剤です。

副腎皮質ステロイド剤は本当によく効く薬で、多くの人が救われてきました。

ただし、よく効く薬ということは、正しい使い方をしなくては副作用のリスクもあるということです。この副作用に関する情報だけが独り歩きしてしまった結果、「ステロイドは危険」という話になってしまったのではないかと思います。

薬は、安全か危険かで分けられるものではなく、薬が持つ有益な作用を上手に引き出し、好ましくない作用をできるだけ出さないような使い方をすることが大切です。

飲み薬のステロイドの場合は、使い方によっては全身性の重い副作用が現れることがありますので、十分な注意が必要ですし、急に中止するのも体によくありません。時間をかけて減薬していく必要があります。

　一方、皮膚疾患の治療に用いられる塗り薬としてのステロイドや、喘息の治療に用いられる吸入薬のステロイドの場合は、薬が全身に作用することもありませんので、安心して使えます。

「ステロイドは怖い薬」と思い込んでしまい、使用を拒否する方もいらっしゃいますが、医師や薬剤師のアドバイスを受けながら正しく利用することで、メリットを活かすことが大切です。

「禁忌薬」とは どのような危険がある？

　ステロイド剤以外にも注意が必要な薬はたくさんあります。

　持病やアレルギーの有無などによって、服用してはいけない薬のことを「禁忌薬」といいます。「禁忌」とは、「してはいけないこと」という意味です。

　薬の本来の目的は、病気の治療に役立つことですから、使用によって大きな被害が生じることは避けなければなりません。

　ある条件の人が服用した場合、体に大きな被害が生じる可能性がある薬は、禁忌薬として定められています。

　たとえば、緑内障の方にとって、腹痛や下痢を抑えるのに使われる抗コリン薬と分類される薬は禁忌薬です。

　抗コリン薬は、眼内の圧力を上昇させるので、緑内障が悪化し、失明する危険性があります。

Question 03

「ステロイド剤」は使わない方がいい？

また、アレルギー体質の方は、特定の薬に反応してショックに陥る危険性があり、過去の薬使用歴に応じて使用を避けるべき禁忌薬があります。

さらに、お腹の赤ちゃんに奇形が生じる可能性があるような薬については、妊婦さんにとっては禁忌薬です。

単独で用いた場合には問題がなくても、2つ以上の薬を服用した場合に、それぞれの薬が効かなくなったり、逆に効き過ぎて副作用が強く現れたりする飲み合わせがあります。

これらは併用禁忌薬といい、一緒に使うことが禁止されています。

このような情報は、それぞれの薬の「添付文書」（医療関係者向けの説明書）に記載されているのですが、一般の方がすべて把握するのは現実的には不可能でしょう。

病院を受診したり、薬局で薬を受け取ったりするときに、自分の持病やアレルギーなどの体質、妊娠の有無、現在すでに飲んでいる薬の内容などを包み隠さず伝え、自分にとっての禁忌薬を誤って飲まないように対応することが大切です。

そのためにも、自分の薬歴や病歴を記した「お薬手帳」を活用することをおすすめします。

73

QUESTION 04

薬は肝臓や腎臓に悪い影響を与える?

薬は病気、治療や、症状軽減のために使われます。
一方で、肝臓や腎臓に負担をかけてしまい、
体に悪いのではないかと心配する方もいるようです。

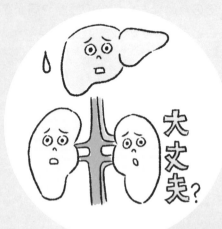

薬は肝臓や腎臓に
負担がかかる？

「肝腎要」という言葉があるように、私たちの体の中で肝臓と腎臓はとても重要な役割を果たしています。

私たちが飲んだり食べたりしたものは、胃腸から体内に吸収され、血管の中を流れる血液に混じって全身を巡ります。飲んだ薬も同じような運命をたどり、肝臓を通過するときには、肝臓に存在する酵素の働きで化学変化を受けます。

一般にこの過程を「代謝」と呼びますが、ある物質は変化することで無毒化されますが、また別の物質は変化することで逆により作用の強い薬になったりします。いずれにしても、薬が肝臓で受ける代謝反応には、本来私たちの体にとって異物である薬を体外に排出するのに適した形にするという目的があります。

また、腎臓は血液をろ過して尿を生成するのが主な役割で、一部の薬も尿中に排泄されていきます。

ですから、薬を含めて、何かを食べたり飲んだりすれば、何らかの形で肝臓や心臓には必ず負担がかかります。

「負担がかかる」というと、怖く聞こえるかもしれませんが、肝臓や腎臓は本来の機能を果たしているだけのことです。

それだけの理由で、必要な薬を「飲まない方がよい」と考えるのは間違いです。

医薬品は、事前に安全性と有効性を確保するための、十分な試験が行われたものだけが使用を認められています。

肝臓や腎臓に重大な悪影響を及ぼすような薬の使用は、そもそも認められません。

きちんと提出された試験データに基づいて、国の認可を受けてから発売され、多くの使用実績がある薬については、安心して使うことができます。

　薬の中でも、肝臓や腎臓への副作用の恐れが強いものを使用しなければならないときには、使用前や使用後、定期的に肝臓や腎臓の機能に変化がないかを検査し、少しでも異常が見られたら中止するように決められています。

　とはいえ、肝臓や腎臓が弱い人や、機能低下がある人は、不安に思われるかもしれません。

　少し専門的になりますが、薬は水に溶けやすいかどうかで「肝代謝型」と「腎排泄型」に分類されます。

　・肝代謝型……比較的水に溶けにくい性質で、主に肝臓で代謝される薬
　・腎排泄型……水に溶けやすい性質で、肝臓で代謝されずに腎臓で処理され、尿中排泄される薬

　もともと肝臓が弱かったり、病気や加齢で肝臓の機能が低下していたりする人の場合は、肝代謝型の薬を使うときには注意が必要です。

　同じように腎臓の機能が低下している人の場合は、腎排泄型の薬を使うときには注意が必要になりますから、主治医と相談をしながら、体質に合うものを選択していきます。

　つまり、薬は使う人の肝臓や腎臓の状態に応じてどう使い分ければいいかが、あらかじめわかっているのです。

Question 04

薬は肝臓や腎臓に悪い影響を与える？

高齢者やたくさんの薬を
飲み合わせる方は要注意

　肝臓や腎臓の機能は、加齢によって衰えますので、特に高齢者は注意が必要です。

　肝臓の機能が低下している場合には、肝代謝型の薬が肝臓で化学変化を受けにくくなるので、薬の効き目が強くなったり、逆に効くはずの薬が効かなくなったりします。重大な影響が懸念される場合には、その薬の使用を諦めなければならないこともあります。

　どうしても必要な場合には、血液中の薬物濃度を測定しながら与える薬の量を調整することもあります。

　腎臓の機能が低下している場合には、腎排泄型の薬が尿中排泄されにくくなりますから、薬が体内に蓄積して副作用が強く表れる恐れがあります。検査により腎臓の機能を評価した上で、薬の量を減らしたり、与える間隔を長くするなどの変更が行われます。

　さらに、要注意なのは、たくさんの薬を飲み合わせている場合です。ある薬が肝臓や腎臓に悪影響を与えると、単独なら問題のなかった薬までもが影響を受けてしまいます。

　患者が複数の医療機関から異なった薬を処方されている場合には、一つの病院の医師が判断することが難しくなりますから、薬局の薬剤師が患者の服用歴をチェックして、薬どうしの相互作用がないかを検討することになります。

　肝臓や腎臓が悪い方や、複数の医療機関から薬を処方されている方は、かかりつけ薬局で相談することをおすすめします。

77

QUESTION 05

注意すべきサプリと医薬品の組み合わせはある?

健康のために栄養補助食品でもあるサプリメントや、特定保健用食品を愛用している方は多いことと思いますが、健康効果を期待し過ぎるのは禁物です。医薬品との組み合わせによっては、リスクがあるケースもあります。

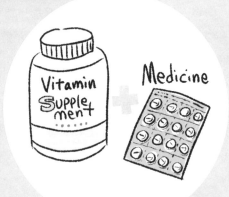

Question 05

注意すべきサプリと医薬品の組み合わせはある？

薬ではないサプリや 特定保健用食品

　いつまでも健康でありたいと願い、普通の食事に加えて、「サプリメント」や「特定保健用食品（トクホ）」を利用している方も多いことでしょう。

　サプリメントは「栄養補助食品」とも呼ばれ、ビタミンやミネラル、アミノ酸など体の正常な機能を維持するのに必要な栄養素が不足しているか、何らかの理由で摂取できないときに利用するものです。

　見かけはまるで薬のような錠剤のものもありますが、決して医薬品ではなく食品です。

　つまり、病気の治療に用いるものではありません。

　また、「特定保健用食品（トクホ）」は、1991年に栄養改善法で法制化された食品で、「特定の保健の目的で摂取する者に対し、その摂取により当該保健目的が期待できる旨の表示が許可された食品をいう」と定義されています。

　より具体的には、体の生理的機能に影響を与える成分を含み、その摂取により特定の保健の目的が期待できることを示す科学的根拠を示して、国の審査のもとに消費者庁の許可を受けた食品です。

　こちらもあくまで食品ですから、病気を治すといった効能をうたうことはできません。

「お腹の調子を整える」「コレステロールの吸収を抑える」「食後の血中中性脂肪の上昇をおだやかにする」……

　など、健康の維持・増進に役立つ、または適する旨の表示のみが許されています。

薬と食品の区別がつかない方にとっては、何らかの病気になったときに、病院からもらった薬だけでは満足せず、テレビ番組などで宣伝されているサプリメントやトクホの商品にも手を出す場合が少なくありません。

そのとき問題になる点は2つあります。

1つは、前述したように、そもそも薬ではないサプリメントやトクホに病気への治療効果を期待してしまい、病院からもらった薬を正しく飲まなくなってしまう方がいることです。

そしてもう1つが相互作用です。

医薬品との組み合わせ によっては危険なもの

サプリメントやトクホと医薬品の組み合わせで、危険性が指摘されている例をいくつか紹介します。

ゴマに含まれる「セサミン」は、強い抗酸化作用を持ち、生活習慣病の予防やアンチエイジングなどの効果が期待されていますが、実は血圧を低下させることがあります。

つまり、血圧を下げる薬を飲んでいる人が、セサミンを摂取すると、予想以上に血圧が下がってしまう恐れがあります。

DHA（ドコサヘキサエン酸）は、魚の脂肪に多く含まれ、動脈硬化を防ぐ効果が期待されていますが、血糖値を上昇させることがあります。

糖尿病の人にとっては、病院からもらっている糖尿病の治療薬が効かなくなる恐れがあるので、避けた方がよいでしょう。

Question 05
注意すべきサプリと医薬品の組み合わせはある？

組み合わせによっては
何が起こるかわからない

　サプリメントやトクホと医薬品の組み合わせは無数にあり、その
すべてがどうなるかを予想することは難しいでしょう。

　最も簡単な対策は、病気の治療のために医薬品を使っている人は、
サプリメントやトクホをできるだけ利用しないことです。

　サプリメントやトクホは、健康な人が利用するものであって、病
気のときは避けるべきだと心得ましょう。

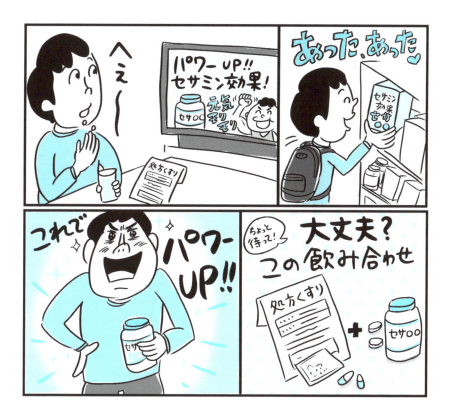

QUESTION 06

「プラセボ効果」で病気が治る？

「プラセボ効果」という言葉があります。効果のない成分が入っている偽薬でも、薬だと信じて飲むことで、症状が緩和されることがあるのでしょうか？

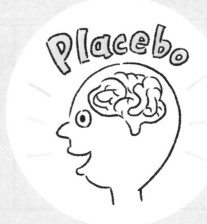

Question 06

「プラセボ効果」で病気が治る？

「プラセボ効果」は
医学的に存在する？

「何の効果もない偽薬で症状が軽くなる」といわれても、何となく非科学的でだまされているような気がしませんか？

　私たちが病気を治すために利用する薬の効果には、本当の薬の作用以外に、心理的な効果も含まれることが知られています。

　特に、眠りや痛みなどは精神状態に左右されやすい事象なので、睡眠薬や鎮痛薬などの効果は、使用者の心の持ちようによって変わることがあります。

　たとえば、医師から「この睡眠薬はよく眠れますよ」といわれて飲んだ場合の方がよく効くこともありますし、場合によっては、実際には薬の成分が入っていない見せかけの錠剤を「睡眠薬」と称して飲んでもらうだけでも、「よく眠れた」ということもあり得ます。

　こうした現象は「プラセボ効果」（プラシーボ効果）と呼ばれます。

「プラセボ（placebo）」は、「喜ばせる」という意味のラテン語が語源です。

　患者を満足させるために用意されたもので、見た目は薬と同じですが薬効成分を含まないので、「偽薬」とも呼ばれます。そのプラセボによってもたらされる効果が、プラセボ効果です。

　プラセボ効果は、本当の薬の効果とは違い、厄介な問題がありそうにも思われますが、うまく利用することもできます。

　たとえば、睡眠薬や鎮痛薬は、長く使い続けると習慣性などができることが問題です。

　また、急に薬を飲むのをやめると、その反動でかえって不眠や痛みがひどくなることがありますから、やめるときには少しずつ減ら

していく必要があります。

ところが、「薬を使う頻度を減らしてください」「薬を徐々にやめてください」と患者さんに指示しても、「眠れない」「痛い」とつらい思いをしている患者さん自身が薬を減らすというのは難しいものです。

そこで、医師の方でわざとプラセボを使うのです。

「いつもと同じ薬を出しておきますね」といいながら、実際にはプラセボ（偽薬）を出すと、それを飲んだ患者さんはいつもと同じ効果を感じながら、知らない間に休薬ができて、気がついたら、睡眠薬に頼らなくても不眠症が治っていたということもあるのです。

心理的な効果をうまく利用した治療法ともいえるでしょう。

ただし、近年は、「患者さんをだましてプラセボを使うのは倫理的によくない」と考えられるようになり、あまり行われなくなってきました。

しかし、プラセボの効果は実際にありますから、何とか利用できないかということで、最近では、患者さんにプラセボを飲んでもらうことを説明し、「同意を得たうえでプラセボを使う」という考え方も出てきました。

プラセボ効果は、患者さんが医師の言葉を信じているからこそ表れるもので、患者さんが「本当に効くのかな？」と疑いの目を医師に向けたときには表れないと思われてきましたが、最近の研究では、患者さんが偽物だと知って使ったとしても、ちゃんと効果は出ることがわかってきたのです。

本物だろうが偽物だろうが、「薬を飲む」という行為によって心が満たされることで、病気の治療に役立つこともあるようです。

Question 06
「プラセボ効果」で病気が治る?

　もう1つのプラセボの有効活用としては、新薬の臨床試験における「対照」として使えるということです。

　何かの病気に対する新しい治療薬を開発したいときには、その薬が本当に効くことを実証しなければなりません。

　しかし、薬の効果には心理的要因も影響するので、それを区別しながら「真の薬効」を評価する必要があります。そのためには、患者さんが自分に与えられるものが何かを知らない状態で、本物の新薬とプラセボを飲んだときの効果を比較し、プラセボよりも新薬の効果が明らかに上回っていたときに、真の薬効があると見なせるのです。

　プラセボ効果は、「場合によっては本当の薬の効果を見誤ることがある」というマイナスの側面も示していますが、逆の見方をすれば、私たちが病気に打ち勝つためには、薬だけではなく、前向きな心の持ち方も大切だということを教えてくれているように思います。

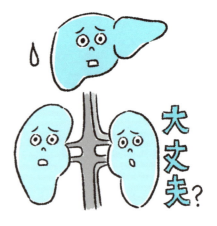

第 **4** 章

薬物の乱用を
防ぐには？

QUESTION 01

覚醒剤は一度だけの使用でも危険なのか？

覚醒剤は依存性が高く非常に危険なものですが、薬物依存から社会復帰した著名人の姿を見て、「覚醒剤はやめられなくなる」というのは、大げさなウソのように思えるかもしれません。

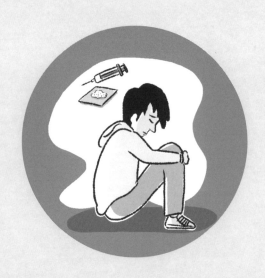

Question 01

覚醒剤は一度だけの使用でも危険なのか?

覚醒剤とは何か?

「乱用の恐れがある薬」と位置づけられ法律で規制されているもの
に、麻薬、覚醒剤、大麻などがありますが、この中でも「覚醒剤」
が最も厳しく取り締まられています。

　覚醒剤とは、「覚醒剤取締法」で規制されている2種類の薬物「ア
ンフェタミン」と「メタンフェタミン」という人工化合物で、文字
通り脳を興奮させて覚醒させる作用があります。この薬物の合成に
日本人が関わったという事実を知っている方は少ないことでしょう。

　日本の薬学者、長井長義は、ドイツ・ベルリン大学に留学し、日
本に帰国後の1885年に、麻黄という植物からある一つの成分を単
離し、エフェドリンと命名しました。

　これを受けて、同じベルリン大学に留学したルーマニアの化学者
が、エフェドリンの化学構造を少し変えて「アンフェタミン」の合
成に成功したのは、1887年でした。そして1893年には、長井ら
がエフェドリンから「メタンフェタミン」を合成しました。

　長井博士が見出したエフェドリンは、咳止めとして用いられてい
た麻黄の有効成分であり、喘息の発作を抑える薬として利用されま
したが、脳の神経を興奮させる作用もあることがわかりました。

　エフェドリンの類似化合物として合成されたアンフェタミンとメ
タンフェタミンも、当初は喘息の治療薬として利用されましたが、
その強い覚醒作用の方が注目されてしまい、両薬は「眠らなくても
疲れない薬（＝覚醒剤)」といわれるようになりました。このため、
ドイツでは1941年に危険な薬とされて法規制されました。

ところが、日本はその危険性に気づいていながら、第二次世界大戦中に強い覚醒効果に注目した日本軍が、軍需工場の作業員に錠剤を与えて不眠不休で働かせたり、夜間の監視員や戦闘機の乗務員に配ったりしました。数多くの兵士が期せずして覚醒剤中毒に陥り、戦後もずっとその副作用に苦しめられることになりました。そして敗戦後、軍が所蔵していた覚醒剤が市場に流出することで、覚醒剤乱用ブームが起こりました。

覚醒剤取締法が制定・施行されたのは、1951年のことです。それまでは自由に売られていたものが急に禁止されてもそう簡単に無くなるわけがなく、1954年には、覚醒剤事犯検挙者数が年間55,664人にも達しました。こうした背景を受けて、日本では数ある規制薬物の中で、覚醒剤がもっとも問題視されてきたのです。

一度だけの使用でも依存症になる？

薬物の摂取を繰り返した結果、その薬物を求める抑えがたい欲求が生じ、摂取していないと不快な症状が襲ってくるようになった状態を「薬物依存」といいます。覚醒剤の使用によって、依存症が起こることは明らかですが、ちょっとした興味で「一度くらいなら試してみたい」という人がいるかもしれません。しかし、それは大間違いです。「薬物を試してみたい」という心の状態では、一度だけの使用でも、絶対に依存症になります。

使った直後は眠気や疲れを感じにくくなりますが、効果は長く続かないうえ、効き目がなくなるととても激しい不快感におそわれます。そのため、また摂取したいという強い欲求が抑えられず、依存症になります。

Question 01

覚醒剤は一度だけの使用でも危険なのか？

　依存症から回復するための支援や治療もありますので、「やめられない」というのは正確ではありませんが、「覚醒剤は並大抵の努力ではやめられない」ということは確かです。何としてでも薬物を入手しようして、反社会的な組織と関わってしまうこともあります。

　覚醒剤を買うために払ったお金は、私たちの平和な暮らしをこわす犯罪に使われますから、薬物乱用に関わることは犯罪の手助けをしていることになります。そして問題は、覚醒剤そのものの危険性だけではなく、使用する人の「心の状態」にあるのです。

　薬物以外でも、ギャンブルにはまってやめられなくなったり、スマホが手放せなくなったりするのも依存症の一種です。

　ただし、同じことをしても深刻な依存症になる人とならない人がいます。ギャンブルやスマホ自体が悪いのではなく、どのような気持ちでしているか、それぞれの人の「心の状態」が問題だからです。悩みもなく、毎日が充実している人がギャンブルを少し楽しんだり、スマホを使ったりしても、依存症にはなりません。

　現実の世界で、学校や仕事がつまらない、友達とうまくいかない、人間関係に悩んでいるなど、嫌なことから逃げ出したいと思って、ギャンブルやスマホなどの依存症になるのです。「危険だから絶対にしてはいけない」とアドバイスされているのに、「やってみたい」という衝動が抑えられないような状態で覚醒剤を使用すれば、間違いなくやめられなくなります。

　覚醒剤を使用しても、抱えている心の問題は解決しません。困ったときは、「モノ」に頼るのではなく、「人」に頼りましょう。素直に自分の気持ちを人と分かち合えるようになれば、「覚醒剤を試してみよう」などという気持ちはなくなるはずです。

QUESTION 02

緊張を和らげるために風邪薬を使ってもいい?

ソーシャルメディアの中では
「緊張感を取るために風邪薬を飲む」といった
情報が出回ることもあるようですが、
これは薬の乱用となり違法行為となります。

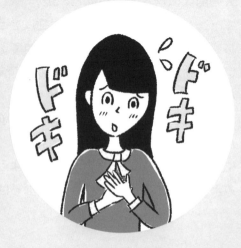

Question 02

緊張を和らげるために風邪薬を使ってもいい？

風邪薬で緊張が
和らぐ？

「薬物乱用」とは、本来は病気の治療に使用する医薬品を医療目的以外に使用することや、医療目的にない薬物を不正に使用することを指します。

すべての薬を使うときには、認められた用法・用量を守ることが求められています。

それを逸脱することは乱用に他なりません。

「違法な薬物を何度も繰り返し使用することが乱用だ」

と思っている方が多いかもしれませんが、使用が認められている医薬品であっても、不正な使い方をすれば乱用であり、違法行為となります（罰則の有無や内容は薬物の種類により異なります）。

たとえば、病院で処方されたり、ドラッグストアで自分で購入した薬を使うときに、「1錠より2錠の方がよく効くかもしれない」と考えて多めに服用した場合でも、薬物乱用に相当します。

薬局で買える市販の風邪薬には、いろいろな薬効成分が入っていますが、そのいずれも、「風邪に伴う諸症状を緩和する目的で使う」ということで服用が認められていますので、風邪をひいていないときに使うのはすべて不正な使い方であり、違法行為となります。

最近のソーシャルメディアの中で「市販の風邪薬を飲むと、緊張が和らいでリラックスできる」という書き込みがあり、それを鵜呑みにした人たちが誤用しているらしいことを伝え聞きますが、これは完全な誤りです。

薬には必ず「良い作用」と「悪い作用」があります。

何らかの病気にかかっているときは、病気を治すのに役立つ良い

93

作用が、悪い作用を上回るというメリットがあるからこそ、薬の使用が認められているのです。

　病気にかかっていないときに使うと、悪い作用だけが表れてしまう恐れがありますから、すべての薬は目的外の使用が禁じられているのです。

　風邪薬の中には、呼吸を楽にする成分の1つとして「メチルエフェドリン」が含まれています。メチルエフェドリンは、気管支を拡げる作用を持っていますが、覚醒剤に似た化学構造をしているために、大量摂取すると覚醒作用を生じます。

　ですから、法制上は覚醒剤には該当しませんが、「覚醒剤原料」に指定されています。

　スポーツ選手の場合は、メチルエフェドリンを含んだ風邪薬を飲むと「ドーピング」と見なされ、失格となります。

　ドーピング（doping）とは、スポーツ競技で運動能力を向上させるために薬物を使用すること、ならびに隠ぺいすることを指します。

　1988年には、ソウルオリンピックの陸上男子100メートル決勝で、カナダのベン・ジョンソン選手が、9秒79という驚異的な世界新記録で優勝を飾ったものの、競技後の検査でスタノゾロールという筋肉増強ホルモン薬を使っていたことが判明し、世界記録と金メダルをはく奪されるという事件がありました。

　また、2015年2月にドイツで開催された柔道の世界大会に、日本代表選手として参加予定だった女子選手2名が、競技前の検査にひっかかり出場停止になりました。

　彼女たちは体調がすぐれないので、薬局で売っている風邪薬を飲

Question 02

緊張を和らげるために風邪薬を使ってもいい？

んだそうですが、配合されていた**メチルエフェドリン**が対象薬物リストに入っており、アウトと判定されたのでした。

　また、**風邪薬**の中には、**咳止め**や**鎮静成分**が含まれている場合もあります。これらの成分は、脳の神経を抑制するように作用しますので、緊張した状態を鎮めてくれる効果が表れないことはありませんが、あくまで風邪をひいたときに使用することを想定して用法用量が定められているので、**風邪をひいてもいないのに使用するのは危険**です。

　さらに、認められていないとわかっているのに、不正な薬の使い方をするような方は、心に問題を抱えており、**薬物依存症**になる可能性が高いです。

　薬物依存症は、薬物そのものの性質だけで生じるわけではありません。

　嫌なことや困っていることがあり、そこから逃れようとして薬に頼ってしまい、薬物依存症になるのです。

　一時的に薬に頼ってみても、根本的な問題は解決しません。同じような場面になったときに再び薬に頼ることを繰り返し、やめられなくなってしまうのです。

　さらに、場合によっては、風邪薬にとどまらず、大麻や覚醒剤などに手を出してしまうことにもなりかねません。

QUESTION 03

なぜ
オーバードーズを
行うのか?

オーバードーズとは「薬物過剰摂取」を
意味する言葉です。市販薬を意図的に過剰摂取する
事故や事件が社会問題になりつつあります。
オーバードーズをやめさせる方法は、
薬物を規制することではありません。

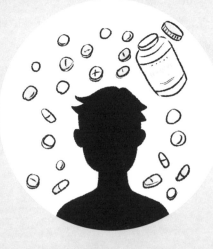

Question 03

なぜオーバードーズを行うのか？

社会問題化する市販薬の
過剰摂取

　現在、市販薬の「オーバードーズ」が社会問題となりつつあります。「オーバードーズ（Overdose）」とは、薬を使うときの一回あたりの用量（dose）が過剰である（over）こと、または薬物の過剰摂取に及ぶ行為のことを指しています。

　医療現場で使用されるときに、患者さんに誤って過量の薬を投与してしまった場合や、患者さんがもらった薬を間違って多く飲んでしまった場合なども含めますが、近年問題になっているのは、一般の患者自身が自らの判断で過量の薬を服用しようとするケースです。

　特に、医師の診断を受けて発行してもらった処方箋がなくても、薬局で自由に購入できる市販薬がオーバードーズの対象となっていることは大きな問題です。

　なかには、風邪薬を一度に何十錠も飲む人もいるそうです。

　体や心が健康な人にとって、医薬品は必ずしも必要なものではありません。

　しかも、薬の使用には危険が伴うことを多くの方が知っていて、なかには「できるだけ薬を飲みたくない」という人さえいます。

　ところが、オーバードーズをする人たちは、自ら好んで大量の薬を飲んでいるのです。

　危険を冒してまで、なぜオーバードーズしてしまうのでしょうか。

薬物問題につながる
動機は？

医薬品は、「医療用医薬品」と、「一般用医薬品」に大きく分けら

れます。

　医療用医薬品は、使用実績がまだ少ない、あるいは使い方が難しいなどの理由で、医師の診断に基づいた処方箋がなければ一般の方が入手して使うことができないものです。

　それに対して、一般用医薬品は、別名 OTC 医薬品（Over-The-Counter の略、カウンター越しに買える医薬品という意味）ともいわれ、処方箋がなくても一般の方が薬局に行って自由に買って使うことができます。

　長年、たくさんの人たちが使用した実績があり、「製品に記された用法・用量を守ってさえいれば安全に使えるだろう」と認められたものです。とても便利なのはいいのですが、専門家の判断や指導を省いてしまい、どのように使うかは購入者に委ねられているという点では管理が難しいです。

　薬物問題というと、覚醒剤や麻薬、大麻など、厳しく規制された薬物を連想する方が多いことでしょう。それらの薬物に共通しているのは、脳に作用して、興奮作用に基づく覚醒効果や、抑制作用に基づく陶酔感などをもたらし、その精神作用を求めて乱用が生じるという点です。

　覚醒剤や麻薬、大麻などに手を出してしまう動機は、「快感を得るため」と説明されることが多いのですが、本当は違います。実はきっかけは、「欲求不満」です。

　「やりたいことがうまくいかない」「願いが叶わない」「どうしても解決できない」……

　そんな不満やプレッシャーからくる閉塞感に苦しんだ末に、現実から逃げようとして、ドラッグへと誘われてしまうのです。

ドラッグで現実逃避している間は、一時的に救われたような錯覚に陥るものの、その後には、耐えがたい不快感が襲ってきます。

しかも、問題になっていたことは何も解決せずに残っていますから、よけいに絶望感がつのります。そして、その不快感や絶望感を無くそうとして、ふたたび薬物に手を出します。

これを延々と繰り返すことで、ドラッグ無しではいられない、「依存症」という負のスパイラルにはまってしまうのです。

市販薬は、もともと定められた用法・用量を守ってさえいれば、安心安全に使えますし、依存症を生じるようなものではありません。

しかし、市販薬の中にも、覚醒剤や麻薬のような作用を生じる成分が含まれているものがあり、決められた用法・用量を守らなければ、急性毒性のために死んでしまったり、使い続けることで依存症に陥ったりして、薬なしでは生活できない状態になってしまうこともあります。

10代のオーバードーズが 増えている理由

最近のオーバードーズ問題は、特に10代にまで広がりを見せているようですから、緊急な対策が必要です。

最も現実的ですぐにも始めるべきことは、インターネット対策です。

アダルトサイトの閲覧に年齢制限が設けられているというのに、ドラッグ情報は垂れ流しに近い状態です。

不適切な薬の乱用を勧めるようなホームページや書き込みも見られ、こうした囁きが青少年の心の隙間に入り込む可能性が高いのです。

また、以前、医薬品のインターネット販売が議論されたことがあり、最終的には「自由化」が優先されましたが、薬の販売に関わる業者

の方々には、このオーバードーズ問題に一定の責任があると認識していただく必要があると思います。

たとえば、乱用の恐れがある成分を含んだ風邪薬について、「一人一点限り」と表示してあっても、何度も繰り返し注文すれば買えてしまうシステムでは意味がありません。

最近では、ほとんどの小中学校で、薬物乱用防止に関する講話や授業などが開催されています。一部には「子どもにわざわざドラッグのことを教える必要はない」という意見もあるようですが、一番怖いのは、知らないで罠にはまってしまうことです。

「正しく知って怖がる」ことは必要だと私は思います。

ただし、日本の小中学校で行われている薬物乱用防止教室で話題にのぼるのは、「覚醒剤」が中心のようです。

私は、大学で薬物乱用防止を啓蒙する授業を担当していますが、小中学校で受けた講話や授業の感想を学生に聞くと、「覚醒剤は自分の身の周りにはないので、別世界の話だと思っていた」「危険な場所や人に関わりさえしなければ大丈夫と思えた」といった感想ばかりでした。

しかし、身近なところにも薬物問題はあります。

酒やタバコは立派な依存性薬物の例です。飲酒運転で人を殺してしまった人もたくさんいます。アルコール依存症で人生を棒に振ってしまった人もたくさんいます。

10代に広がりつつあるオーバードーズの問題は、これまでの薬物乱用防止の教育が不十分であったことを物語っているように思えます。

酒やタバコ、市販薬などの身近な薬を取り上げることで、「自分たちに直接関わる問題」という意識を高め、子どもたちの薬物問題への正しい理解をさらに促すよう努めてほしいと願います。

Question 03
なぜオーバードーズを行うのか？

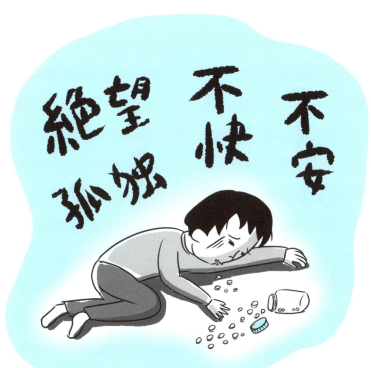

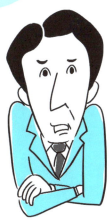

QUESTION 04

市販薬の
オーバードーズで
問題となる成分とは?

一般用医薬品成分のうち、特に「乱用等の恐れがある」として厚生労働大臣による指定を受けているものは、「コデイン」「ジヒドロコデイン」「エフェドリン」「プソイドエフェドリン」「メチルエフェドリン」「ブロムワレリル尿素」の6つです。

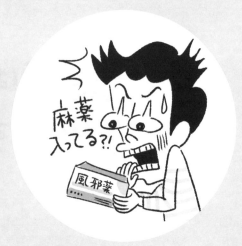

コデイン、ジヒドロコデイン の依存性

コデインは、麻薬性鎮痛薬として最も有名な「モルヒネ」の兄弟のような化合物です。

私たち人間は、その昔、ケシの未熟な果実に傷をつけて得られる乳液を乾燥させた「アヘン」に不思議な力があることに気づき、眠り薬として利用し始めました。

その後、アヘンの有効成分としてモルヒネが発見されたのは、19世紀初めのことでした。

モルヒネは、強力な鎮痛作用を示し、特にがん性疼痛の緩和には欠かせない医薬品として、今も広く用いられています。

ところが、みなさんもよくご存じのように、強い依存性（特に身体的依存性）を生じることから、「麻薬」と位置づけられ使用が制限されています。

1832年にフランスのある化学者が、アヘンからモルヒネ製造を行ったときの不純物としてコデインを発見しました。つまり、コデインは、ケシが作り出す天然物です。モルヒネと少しだけ化学構造が違うだけで、作用は弱いものの鎮痛作用を発揮します。

日本で原末が発売されたのは1913年で、その後、鎮痛薬、鎮咳薬、下痢止めなどとしての使用が認められています。

1911年にドイツの化学者が、コデインを改良する目的で、コデインを還元することによって初めて合成したのが、ジヒドロコデインです。日本では1956年から販売・使用され続けています。咳を鎮める効果（鎮咳効果）が高いのが特徴です。

咳は、気道に付着した異物や痰を、体外へ吐き出すために起こる呼吸運動で、体を守る防御反応です。

ところが、激しい咳が続くと、体力を消耗したり、眠れなくなったりして、治る風邪も治らなくなることがあります。

そんなときには鎮咳薬が役に立ちます。咳は、脳の延髄にある「咳中枢」が刺激されたときに起こりますが、コデインやジヒドロコデインは、この咳中枢を抑制することで咳を起こりにくくすることができます。

そのため、一般用医薬品の風邪薬（総合感冒薬）の「鎮咳成分」として、配合・使用されています。

ただし、モルヒネと同じように、コデインとジヒドロコデインは、依存性があり乱用の危険性が高いために、「麻薬及び向精神薬取締法」では「麻薬」に指定されています。

無許可で所持しているだけでも処罰の対象となります。

ということは、「コデインやジヒドロコデインを含有した風邪薬を買ったら、犯罪になるのか？」と気になるかもしれませんが、心配はご無用。

「麻薬及び向精神薬取締法」には、1％以下のコデインまたはジヒドロコデインは「家庭麻薬」と位置づけ、「麻薬」から除外するという特別な定めがあるからです。

一般用医薬品の風邪薬に配合されているコデイン、またはジヒドロコデインの含有量は1％以下なので、麻薬としての制限は受けず、安心して購入・使用してかまわないようになっています。

とはいっても、コデインとジヒドロコデインそのものが麻薬であることに変わりはありません。必要以上に過剰摂取することは、麻薬を使っていることに他ならないと意識して、用法・用量を守るこ

とが大切です。

エフェドリン、プソイドエフェドリン、メチルエフェドリンの依存性

咳や喘息などに用いられていた漢方薬の、「麻黄」に含まれる有効成分として見つけ出されたのが、「エフェドリン」です。

前述したコデインやジヒドロコデインのように、咳中枢に作用して咳を鎮めるのではなく、気管支を拡げて呼吸を楽にする作用があります。

プソイドエフェドリンとメチルエフェドリンは、エフェドリンと同類薬で、同じように気管支を拡げて呼吸を楽にする作用があります。

メチルエフェドリンは、エフェドリンよりも副作用の少ない化合物を作り出すことを目的として、エフェドリンを原料として半合成された化合物です。

いずれも、一般用医薬品では風邪薬（総合感冒薬）に「気管支拡張成分」として配合することが認められています。ただし、副作用として中枢興奮作用を持っているため、精神依存が生じる可能性があります。

また、これらを原料して、覚醒剤であるアンフェタミンやメタンフェタミンを化学合成できるため、「覚醒剤取締法」において「覚醒剤原料」に指定されています。

2010年に、薬局で売られている鼻炎用薬に含まれていたプソイドエフェドリンを原料として、自宅で覚醒剤を密造しようとした人が、摘発・逮捕されたと報道されました。

なお、エフェドリン、プソイドエフェドリン、メチルエフェドリンの含有量が 10％以下の場合は規制対象外（覚醒剤原料とは見なされない）とされるため、一般用医薬品として店頭で販売されているわけです。

　また、漢方では、葛根湯、麻黄湯、越婢加朮湯、小青竜湯、麻黄附子細辛湯、麻杏甘石湯、神秘湯、五積散などに麻黄が含まれています。

［ ブロムワレリル尿素の 効果と危険性 ］

　ブロムワレリル尿素（別名：ブロモバレリル尿素）は、1908 年にドイツのクノール社で最初に発売された睡眠薬です。

　日本には明治時代に輸入され、1915 年から発売されました。ところが、医療目的とは別に、自殺を目的とした急性中毒が頻発し、大きな社会問題となりました。

　文豪の太宰治が、何度も自殺を図って使ったとされる医薬品（販売名：カルモチン）の主成分としても知られています。

　世界的にも、危険な薬と見られるようになり、他のタイプの睡眠薬がたくさん開発されるようになるにつれて次第に使用されなくなり、アメリカではすでに使用禁止とされています。

　ところが、日本では、1965 年より総合感冒薬に含めることはできなくなったものの、一般用医薬品の「鎮静成分」としていまだに認められており、乱用の危険性が懸念されながらも、一部の鎮静剤（ウット）や解熱鎮痛剤（ナロン）に含有されて、販売が続けられています。

Question 04
問題となる成分とは？

特定の成分が含有された
市販薬の規制

　過量服薬を含めた乱用や、覚醒剤の製造に利用されないよう、風邪薬や漢方薬の扱いにも注意が必要です。

　2014年6月に法律が一部改正され、特定の成分が含有される一般用医薬品の販売が、12歳以上で1人1箱に制限されることとなりました。

　また、高校生や中学生等の若年者に対しては、販売時に、身分証明書により氏名、及び年齢を確認することが義務づけられました。

　こうした行政上の対策は、今後もさらに検討していく必要がありますが、現実にはそれだけでは解決しないと思われます。

　そもそもオーバードーズを故意に行う人は、心に大きな問題を抱えており、いろいろな制限があってもそれをかいくぐって薬物を手に入れようとします。

　その過程で別の犯罪や事故に巻き込まれる可能性もありますから、単に制限を加えることはかえってよくないかもしれません。

QUESTION 05

「違法ではない」のに なぜ危険ドラッグは 「危険」なのか?

「危険ドラッグ」とは、大麻や覚醒剤のことではなく、
法律の規制が追いついていない危険な薬物のことです。
以前の「脱法ドラッグ」「違法ドラッグ」なども、
これに当たります。

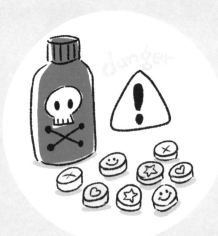

Question 05

「違法ではない」のになぜ危険ドラッグは「危険」なのか？

危険ドラッグも
SDGs？

「SDGs（持続可能な開発目標）」というと、多くの人が「環境問題への取り組み」のことだと認識しているかもしれませんが、それは必ずしも正しくありません。

国連が提唱したSDGsには実にたくさんの項目が含まれており、その中には「麻薬乱用やアルコールの有害な摂取を含む、薬物乱用の防止・治療を強化する」というターゲットもあります。

このことを受けて、私はSDGsを取り上げる大学のカリキュラムの一環として、自分が専門とする薬物乱用問題を啓蒙するための授業も行っています。

その中で、私が毎回学生たちに聞いている質問の1つが、「『危険ドラッグ』とは何ですか？」というものです。薬学部の他の授業であらかじめ教えられていた学生を除けば、正しく答えられる学生はほぼいません。

多くの学生は、「麻薬や覚醒剤など、危険なために法律で規制されている薬物」「健康を害する（危険性がある）薬物のすべて」「依存性が強い薬物」などと答えますが、すべて不正解です。

「危険ドラッグ」が何であるかを、きちんと理解できている人は極めて少ないと思います。

正しく理解することは、日本や世界中の国々を脅かしている薬物問題の本質を認め、自分の身を守ることにつながります。

世界的脅威になっている
薬物汚染

今、世界中で、麻薬や覚醒剤、大麻などだけでなく、新種の危険ドラッグが乱用され、たいへんな事態になっています。

　2023年6月25日に国連が発表した『2023年版世界薬物報告』(参照：World Drug Report 2023) によると、2021年に世界の15〜64歳のうち薬物の不正使用を行った人数は、2億9600万人と推計されたとのことです。対象薬物として最も多かったのは大麻、次いでコカインでした。

　特にアメリカでは、本来は末期がんの激しい痛みをコントロールするための正式な医薬品である「フェンタニル」という合成麻薬を、不正に過剰摂取した人が次々と死亡し、今回の報告では2021年の1年間だけで7万人以上が死亡したと伝えられています。

　さらに最新の情報では、2022年の1年間で11万人に達したとのことです。

　想像してみてください。フェンタニルという薬の過剰摂取だけで、10万人規模の都市に住んでいる人が1年で全員消え去ったのです。

　信じられないかもしれませんが、これは現実なのです。

　この報告の中では、得体の知れない新種の薬物が次々と登場して、世界中が脅威にさらされている実態も浮き彫りにされています。

　日本ではこれを「危険ドラッグ」と称しているわけです。

「危険ドラッグ」という 用語の誕生

　麻薬や覚醒剤などの多くは、もともと医療目的で開発されたものです。

　ところが、本来の用法や用量を逸脱して乱用されたときに、個人の健康を害するだけでなく、社会的にも悪影響を及ぼす恐れがある

ために、法律で規制されるようになりました。

日本では、1948 年に「大麻取締法」、1951 年に「覚せい剤（現在は"覚醒剤"と変更されている）取締法」、1953 年に「麻薬取締法（法改正に伴い現在は"麻薬及び向精神薬取締法"と変更されている）」、1954 年に「あへん法」が制定され、違反すると厳罰に処されます。

法律による薬物の規制は、乱用の歯止めになると期待されましたが、実際には新しい薬物に対する需要を生み出しました。

「規制されている薬物に似ているけれど、化学構造が少し違う化合物」を作れば、それらは法律で規制されていないために、薬物を求める者にとっては、「新たな代替薬になる」と考えられたのです。

新しく作られた薬物が市場に出回っているのが見つかり、押収されて「乱用の危険がある」と判断されると、それは法律の対象薬物リストに加えられて規制されますが、その代わりにまた次の新しい薬物が登場するという、まさに「いたちごっこ」が始まったのです。

その対策として、日本では 2007 年 4 月に薬事法が改正され、「指定薬物制度」が導入されました。

それまでの法律では、問題になりそうな薬物が出回っているのが見つかっても、「それを麻薬等に指定する」と決めるまでに非常に時間がかかり、正式に規制されるまでは「違法ではない」と見なされて、取り締まることができないという問題がありました。

ところが「指定薬物制度」により、これらの薬物を、従来よりも迅速に禁止できるようになりました。

まず、事件の捜査上で押収されたものや、店で売られているハーブやアロマなどを行政が買い入れ、それらに入っている成分を分析

します。

　分析の結果、法律のリストに入っていない化合物が見つかり、危険があると判断された場合には、速やかに「指定薬物」として公表し、製造・販売などが禁止できるようになりました。

　もし、規制後もその指定薬物の流通が収まらず、さらに規制が必要と判断されたときは、その薬物は「麻薬」に格上げされ、違反者が厳罰を受けるというわけです。

　この指定薬物制度の導入によって、新種の薬物が見つかった場合に、以前より早く取り締まることができるようになったのですが、「いたちごっこ」は解消されず、むしろそのスピードが速くなりました。

　市場で見つかった新種の薬物を速やかに違法化すればするほど、代わりになる新たな薬物が次々と現れるという皮肉な結果となったのです。

　法律の規制がない代替ドラッグは、2000 年半ばごろまでは「合法ドラッグ」と呼ばれていました。まるで「乱用しても平気な薬物」と誤解されかねない状況に、行政は「脱法ドラッグ」「違法ドラッグ」といった新しい呼び名を提唱したキャンペーンを行いましたが、効果はあまりありませんでした。

　そして、2012 年ごろから、「脱法ハーブ」と呼ばれるものを興味本位で吸引した人々が、車を暴走させて歩行者を死亡させたり、路上で人を刺し殺したり、自身が心臓発作で倒れて死亡したりするような事件が、次々と報道されるようになったのです。

　以前の薬物は、一見して薬物と認識されやすい錠剤などの形で流通していましたが、「脱法ハーブ」は、薬物の粉末が植物の葉などにふりかけられており、一見しただけでは人体に使用するものとは思

われないように偽装販売されていました。

またなかには、「バスソルト」と称する入浴剤のように見えるものや、「アロマ」と称する芳香剤のように見える形で売られているものも多数登場しました。

しかもその成分は、今までに規制されてきた薬物とは異なる「未知の成分」であり、人類史上、誰も摂取したことがないものが何の説明もなく添加されているわけですから、危険極まりないものでした。

その危険性を啓蒙するために、厚生労働省と警視庁が新しい呼び名を募集し、2014年7月に誕生したのが「危険ドラッグ」という言葉です。

つまり、「危険ドラッグ」は、「危険性があるにもかかわらず、既存の法律の規制対象となっていないもの」を指すのです。

すでに法律で規制されている麻薬、覚醒剤、大麻などは、危険ドラッグではありません。

危険ドラッグは、まだ誰も使ったことがない新種の化合物です。それを誰もが簡単に入手できる形でばらまくことは、「人体実験」、もしくは「テロ行為」といっても過言ではありません。

そんなリスクの高いものを軽い気持ちで試してみるというのは、自殺行為に他ならないのです。

QUESTION 06

大麻グミは危険ドラッグなのか？

2023年、「大麻グミ」を食べて救急搬送される人が続出する事件が起きました。
そのパッケージには「HHCH」と記されていたようですが、このHHCHは大麻成分と同等、あるいはさらに強い精神作用や毒性を示す可能性があるにもかかわらず、まだ法規制されていなかったのです。

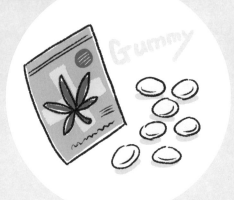

Question 06

大麻グミは危険ドラッグなのか？

大麻グミで続出する救急搬送者

2009年ごろから、ハーブ、入浴剤、お香、アロマのように偽装された危険ドラッグ製品を売る実店舗が、都市部を中心に次々と登場しました。

当初はひっそりとした路地裏などに、何の店かわかりにくい形で構えられていたのが、次第に堂々と展開されるようになり、「ハーブたくさんそろえています」のように書かれたボードを店先に出したり、より目立つようにポップな装飾で商品を見せたりして、集客をねらうようになりました。

もともとタバコ用のものを改造した「危険ドラッグの自動販売機」が路地に設置され、ワンコインで買える「ガチャポン式の販売機」などまで登場しました。

当たり前のように、このころから、危険ドラッグがらみの数々の事故や事件が多発するようになったのです。

数々の事件が起きたことを受けて、ようやく取り締まりが強化されることになりました。

ピーク時には全国で215あった実店舗が、2014年下期には激減し、2015年7月には国内最後の2店舗が閉鎖され、「危険ドラッグを販売する国内の店舗はゼロになった」と厚生労働省から発表されました。

まるで、危険ドラッグが私たちの周りから一掃されたかのように思えました。

ところが、問題は少しも解決していませんでした。

115

インターネットの世界では、得体の知れない薬物を「合法」「安全」と偽って販売しているサイトが簡単に見つかります。

正しく判断できない人が、薬物犯罪に巻き込まれる危険性が非常に高い状況にあることは何も変わっていないのです。

それを裏付けるように、新たな危険ドラッグ成分が指定薬物や麻薬に指定される「いたちごっこ」は、2023年の現在も変わらぬペースで続いています。

そして、2023年11月3日、東京で20代の男女4人が東武スカイツリーラインの電車内で突然体調不良になり、病院に緊急搬送されました。電車に乗る前に「大麻グミ」を食べたとのことです。

また、翌11月4日には、東京都小金井市の武蔵野公園で開催された「武蔵野はらっぱ祭り」で、10〜50代の男女5人がやはり体調不良を訴え、病院に搬送されました。

同じ祭りに参加していた40代の男性が配った「大麻グミ」を食べたようです。

そして、11月15日には、東京都板橋区のマンションで、同じ大麻グミを食べた20代の男女が手足のしびれや吐き気などを訴え、119番通報しました。

これらの大麻グミは、いずれも大阪の会社が販売したもので、そのパッケージには「HHCH」と記されていたようです。

このHHCHは、大麻成分に似たものを人の手で作り出した新規の合成カンナビノイドで、大麻成分と同等、あるいはさらに強い精神作用や毒性を示す可能性があるにもかかわらず、まだ法規制されていませんでした（※ 2023年11月にHHCHは指定薬物として新たに法規制されることになりました）。

つまり、下火になったと思われていた「危険ドラッグ」に相当す

る合成カンナビノイドが、見かけ上お菓子にしか見えないグミに混入されて再び販売されていたのです。

　最近の厚生労働省などの調査によると、大麻グミも含めた危険ドラッグの販売が、全国289店舗で確認されているそうです。2015年にいったんゼロになったと報告されていた危険ドラッグ店舗が、当時のピークよりも上回る数で、復活しているのです。
　しかも、インターネット上では、さらに数多くの危険ドラッグが見えないところで取引されています。
　このままいくと、10年前の危険ドラッグ蔓延による社会的危機が再来する恐れがあります。

「関係ないから大丈夫」
は危険！

　日本の薬物乱用防止キャンペーンのスローガンは、「ダメ。ゼッタイ。」です。
　この効果のおかげか、日本では安易に危険ドラッグに手を出す人は少ないようですが、その一方で、薬に対しての関心もなく、身を守るために大切な知識がない人が多いのも現状です。
　しかし、何も知らないままでは、突然自分が被害者になって取り返しのつかないことになるかもしれません。
　自分の身を守るために、正しい理解と知識を身につけ、「正しく怖がる」ことが改めて求められているのではないでしょうか。

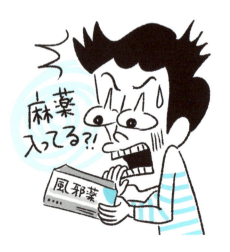

第 5 章

薬の値段を
どう考える？

QUESTION 01

ジェネリック医薬品を選ぶメリットは?

薬局の窓口で利用するか尋ねられるジェネリック医薬品。
「安い分、質が悪い薬なのでは?」と思っていませんか?
薬の特許と、先発医薬品と後発医薬品の関係を知れば、
ジェネリックのよさがわかると思います。

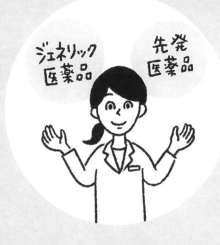

ジェネリック医薬品は「安かろう、悪かろう」？

「ジェネリック医薬品」という言葉が使われるようになってから、だいぶ普及してきましたので、多くの方がその存在をご存じでしょう。

ところが、その本当の意味を知らずに、薬局の窓口で、「ジェネリックを利用されますか？」と質問されて、どう判断していいのか困ったことがある人は多いと思います。

また、「品質と価格は比例する」と考えていると、ジェネリック医薬品に対して、「安くて質が劣った薬」というイメージを持っている方も少なからずいると思います。

そのためでしょうか。日本におけるジェネリック医薬品の使用率は年々伸びているものの、欧米に比べるとまだ低い状況にあります。

実際のところ、「ジェネリックだからよくない」ということはありませんし、ジェネリック医薬品を利用することには大きなメリットがあります。

そのことが理解されず、利用されないのはもったいないと思っています。

先発医薬品と後発医薬品の関係

みなさんが病気になったときに、病院や薬局で入手できる薬は、「手に入るのは当たり前」だとは思わないでください。

その一粒の薬が自由に使えるようになるまでには、多くの研究者や製薬メーカーなどのたゆまぬ努力、そして多くの時間とお金がかかっているのです。

ある病気の治療薬の研究が開始され、それが最終的に発売されるまでには、10 ～ 20 年もかかることも珍しくありません。

　ですから、発売後にきちんとその薬が使われて、それまでにかかった研究費や開発費が回収できないと、製薬メーカーは潰れてしまいます。

　また、その研究開発の過程で得られた知的財産は、最初に見つけ出した個人や企業に帰属するものであり、保護されるべきものです。そのために「特許」というしくみがあります。

　特許が有効な間は、その特許権者（通常はその薬を最初に見つけて研究開発した製造販売業者）が、独占的に製造販売できる権利を有します。これが「先発医薬品」です。

　ところが、特許期間が満了すると、その薬は国民の共有財産となるため、最初に薬を見つけたメーカー以外でも、その薬を製造販売できるようになります。

　そして、そうした薬を他のメーカーが作ろうと計画して申請し、承認された後に実際に販売されるようになったものが「後発医薬品」です。

ジェネリックは「実績がある薬」

　ジェネリック医薬品は、もともと特許権者であった以外のメーカーが製造販売するもので、実質的には「後発医薬品」に相当します。

　しかし、本来の「ジェネリック」という言葉には、「後発」という意味はありません。英語では「generic」、つまり「一般的な」「総称的な」「商標なしの」という意味の言葉なのです。

　数十年以上にわたった使用実績があり、安心して使える薬につい

ては、「広く普及した一般的な薬」という意味合いで、「ジェネリック医薬品」という呼び名が考案されたことを知っておいていただきたいと思います。

ジェネリック医薬品にマイナスのイメージがついた理由

ジェネリック医薬品に対するイメージをたずねられると、「安くて質が悪い薬」と答える方も少なくありません。

実際のところ、「ジェネリックだからよくない」ということはないのですが、ジェネリックに対するマイナスのイメージがついてしまったのには、歴史的な背景が影響しています。

先発医薬品と後発医薬品は、同じ有効成分を同じ量使用して作られています。

違いがあるとすれば、有効成分以外の添加剤の種類や、製剤の大きさや形状などです。

後発医薬品を販売したいと計画した製薬メーカーは、有効成分となる主薬の効果を証明する臨床試験などを改めて実施する必要はなく、主に先発医薬品との「生物学的同等性」（同じように使えば同じように人体内で作用するという見込み）を証明するデータさえ提出すれば、比較的容易に承認されます。

特に、1980年までは、動物実験で薬を与えたときの血中薬物濃度を測定・比較しただけで、承認されていたという実態があります。

そのため、必ずしも品質がよいとはいえない後発医薬品があったのは事実です。

当時は、先発医薬品の特許有効期間が切れたとたんに、多くの製

薬メーカーが申請して、後発医薬品をゾロゾロと出していたので、そうした薬を揶揄するように「ゾロ薬」と呼んでいました。

　ところが、後発医薬品は、きちんと製造販売されれば、場合によっては先発医薬品よりも優れている場合があります。薬効は同等でも、「使用感が後発品の方がよい」というケースもあるのです。

　そこで、後発品の質を全体的に向上させるため、1980 年に厚生労働省から「生物学的同等性に関する試験基準」が示され、ヒトでの生物学的同等性を保証することが求められるようになりました。

　また、1997 年（平成 9 年）には、製剤の安定性を保証する試験データも求めた、より厳しいガイドラインが提示されました。これにより、後発といえども、有効性や安全性が先発品と同等であることを確認するための、たくさんの厳しい試験をクリアしなければ、発売することができなくなりました。

　つまり、今の後発品は、決して先発品に劣ることはないのです。「ゾロ薬」「後発」という表現ですと、どうしても過去のマイナスイメージが残ってしまうため、国の行政上や製薬メーカーは「ジェネリック医薬品」という呼び名を使って、正しい理解を促そうと努めているというわけです。

［ ジェネリック医薬品を 使うことのメリット ］

　ジェネリック医薬品を利用する最も大きなメリットは、医療費軽減です。

　ジェネリック医薬品は、先発品のような開発費がかかっていませんから、安価に設定されています。個人レベルで考えると、同じ効

Question 01

ジェネリック医薬品を選ぶメリットは？

果が期待される薬が安く手に入るのであれば、経済的負担が軽くなるというのは大きなメリットだと思います。

加えて、国にとっては、ジェネリック医薬品を普及させることによって、年々増加する国民医療費を抑制することができます。

現在の日本は、医療の進歩とともに高齢化が進んだことによって、医療費がどんどん膨らみ続けています。

一方で少子化のため、増え続ける高齢者を支える労働者人口が減り続けています。

このままでは国民皆保険制度が維持できなくなることも懸念されていますから、不必要な医療費を削減することは急務の課題です。

また、意外と知られていない 2 つ目のメリットは、医薬品の安定供給にも貢献できることです。

先発医薬品しかなければ、万が一その製造が困難になったときに、その薬を必要とする患者さんが救えなくなります。

たとえば、過去にも、製薬メーカーの工場で大規模火災が起きたために、先発医薬品の供給が途絶えてしまったことがありましたが、他社が製造販売する同等のジェネリック医薬品があったことで、患者が救われたということがありました。もちろんその逆もあります。

ジェネリック医薬品の供給が困難になったときは、先発品が頼りになります。つまり、両者は、お互いを助け合う存在であるといえます。

先発医薬品とジェネリック医薬品がバランスよく存続していくためには、ジェネリックが利用できる薬についてはできるだけ利用していくという意識が、みなさんの中にもっと広まることを期待します。

Q(UESTION) 02

「選定療養」ってどんな制度?

2024年10月から「選定療養」という
新しい制度がスタートしました。ジェネリック医薬品が
あるのに先発医薬品を希望する場合、
割り増し料金を支払わなくてはなりません。

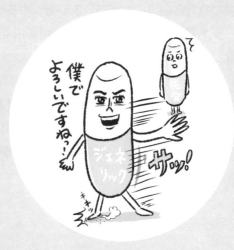

Question 02

「選定療養」ってどんな制度？

「選定療養」という考え方

　選定療養という言葉は聞き慣れないかもしれませんが、元々は平成18年（2006）に改正された健康保険法からスタートした制度で、医療サービスの中で、被保険者（患者自身）の選定に委ねられるサービスとして厚生労働大臣が定めたものです。

　たとえば、入院したときの差額ベッド代は、選定療養に基づく費用の一つです。

　他の患者さんと一緒の、いわゆる大部屋へ入院した場合には、自己負担はありませんが、患者やその家族の希望により、特別療養環境室にあたる個室や、ベット数が4床以下の少人数部屋に入院した場合は、追加料金が請求されることになります。

　つまり選定療養とは、患者さんが追加の費用を負担することで、保険適用外の治療やサービスを保険適用の治療やサービスに併せて受けることができる制度です。

薬の選定療養制度の目的は、医療費の増加の抑制

　国としては、年々増加する国民医療費を抑制するために、「先発とジェネリックの両方がある薬については、できるだけジェネリックを使うこと」を推奨してきました。

　そのかいあって、ジェネリックの普及率は80％を超える水準まで高まってきました。

　ところが、国は「できる限り100％に近づけたい」と考えているのでしょう。

127

2024 年 10 月から、医薬品の使用においても選定療養が適用されることになりました。

具体的には、ジェネリック医薬品が利用可能なのに、患者自身が先発医薬品を使いたいと希望した場合には、特別料金を払ってもらおうというわけです。

「選定療養」は、もともと患者の利便性を向上するというねらいがあってスタートした制度ですが、今回の改正における「先発医薬品の選定療養」は、ジェネリック医薬品の普及に非協力的な方に「ペナルティーを科す」という意味合いが含まれているようです。

負担しなくてはならない 割り増し金額の目安

具体的な割り増し料金の目安は、先発医薬品とジェネリック医薬品の、「価格差の 4 分の 1 相当」です。

たとえば、先発医薬品の価格が 1 錠 100 円、ジェネリック医薬品の価格が 1 錠 60 円の場合、差額 40 円の 4 分の 1 である 10 円を、通常の 1 〜 3 割の患者負担とは別に特別徴収されることになります。

なお、価格が異なるジェネリック医薬品が複数ある場合には、価格が一番高いジェネリック医薬品と先発医薬品の差で計算します。

1 錠単位では微々たる金額かもしれませんが、多くの人がジェネリック医薬品を選択するなかで、「何となくジェネリックは嫌」といった理由だけで切り替えを拒んでいると、余計な特別料金を自腹で支払わなくてはなりません。しかも特別料金は課税対象です。

消費税も上乗せされるため、上の例のように特別料金が 10 円と

計算される場合、窓口で実際に徴収されるのは「11円」になります。

　なお、先発医薬品の選定療養で支払われた特別料金は、医療機関や薬局の収入増になるわけではありません。

　これまでは、自己負担３割の患者が、自分の好みだけで先発医薬品を希望した場合、ジェネリックとの薬価差の７割は保険給付で賄われていたため、「わがままな患者のために他の人が払った保険が費やされてしまう」ことが生じていたのですが、今回の改正によりその部分を自己負担してもらうことになりました。

　保険給付が減少することにより、医療保険財政の改善に役立つと期待されます。

　また、先発とジェネリックの両方があり、選定療養の対象となる医薬品の場合でも、特別料金を支払わなくてもよい例外があります。

　患者が過去に、ジェネリックを使用して副作用が出たことがある場合には、医師や薬剤師等に相談すれば、特別料金を支払わずに先発薬を使用できるような処方箋に変えてくれることもあります。

　また、流通の問題などにより、患者がかかった医療機関や薬局にジェネリック薬の在庫がない場合には、特別料金を支払うことなく、先発薬を使うことが認められています。

　科学的な理由に基づかない「何となく」といった気分的な理由で、余分な出費を続けるのは、もったいないことです。選定療養の対象にならないよう、ジェネリックへの切り替えを検討するのによいタイミングではないかと思います。

QUESTION 03

高額な薬が
あるのは
なぜか?

「インフリキシマブ」という薬があります。
最近の報道で、「薬価が高すぎるのではないか」と
話題になったようですが、高額な薬はよく効く薬なのでしょうか?
薬の値段について考えてみましょう。

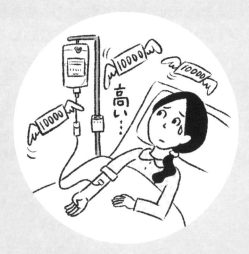

インフリキシマブの対象
となる病気

インフリキシマブは、抗体タンパク質を医薬品化したものです。

一般に抗体タンパク質は、病気の原因などになる特定の分子に特異的に結合することができるので、その分子が原因で病気が生じている場合に、非常に高い治療効果を発揮します。

インフリキシマブの具体的なターゲットは、体の異常に伴う炎症反応に関係している「TNF α」という分子です。薬がこの分子に結合してその働きを阻害すると、病気の進行が食い止められるだろうと期待されます。

インフリキシマブは、抗体薬の中では古いもので、すでに2002年から製造販売されています。当初は、関節リウマチの治療薬として用いられていましたが、現在では潰瘍性大腸炎など、他の病気に対して用いてもよいと認められています。

いわゆる適応拡大です。

インフリキシマブの薬価が
高過ぎる？

インフリキシマブは、「薬の値段が高額過ぎるのではないか？」という意見も見られます。

インフリキシマブの先発品である「レミケード点滴静注用」は、1瓶（100mg）が5万4950円（2024年6月時点）です。

もともとアメリカの製薬大手の、ジョンソン・エンド・ジョンソンの子会社である、セントコア社が開発したものを、日本国内では田辺三菱製薬が販売しています。

ところが、すでに特許期間が過ぎている古い薬ですから、後発品を5社が製造販売しています。

　それぞれの値段を確認すると、いずれも1瓶（100mg）が2万727円（2024年6月時点）です。先発品でなければならない特別な理由がなければ、後発品を利用することで薬代は抑えられます。

　いずれにしても、バイオテクノロジーを駆使した薬なので、研究開発にも相当の経費がかかっていることは事実です。

　この薬を製造するには、遺伝子導入した細胞を培養し、細胞が産生する抗体を回収して適正な処理などした上で出荷しなければなりませんから、販売価格が高くなってしまうのはしかたありません。

薬の値段を考えるときに 大切なこと

　このようにインフリキシマブは、かぜ薬などの一般に広く使われる薬に比べると、高額に思われるかもしれませんが、見かけの数字だけで評価するのは正しくありません。

　たとえば、白血病などの治療に用いられる「キムリア」（一般名：チサゲンレクルユーセル）という薬は、およそ3260万円（2024年6月時点）です。

　この薬は保険適用が認められているので、患者さんは一部負担で、残額は国民全員で支払うことになります。

　この情報だけを聞くと、「高過ぎる薬の使用は医療費を圧迫するのでは？」と、気になるかもしれません。

　この薬は少々特殊な薬で、患者さん自身の血液から免疫細胞の一種であるT細胞を取り出し、がん細胞を攻撃できるように遺伝子操作してから、点滴投与により患者さんの体内に戻すというものです。

Question 03
高額な薬があるのはなぜか？

1回限りで治療は終わり、高い確率で病気が完治します。

　それとは対照的に、痛み止めの湿布薬などは、高齢者を中心にかなりの量が処方され続けています。なかにはほとんど使われることがないまま使用期限が過ぎ、大量に廃棄されているという現状があります。
　単価は安くても「塵も積もれば山となる」ですから、こちらの方が医療費のムダ遣いではないかという考え方もあるでしょう。
　高くても効果のある有益な薬もあれば、安くても有効性は低く、ずっと使い続けなければならない薬もあるのです。
　薬価の適正は、「費用対効果で判断するのが正しい」と、私は思います。

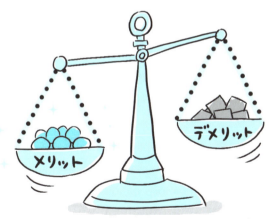

それぞれのバランスで薬の価値を評価すべき

QUESTION 04

「1億円超えの薬」は本当に適正価格なのか？

年間10兆円に迫るといわれている日本の総薬代ですが、
薬の値段はどのようにして決まるのでしょうか？
薬の適正価格とはどのように考えるべきなのでしょうか？

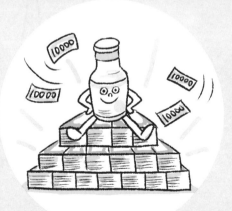

Question 04

「１億円超えの薬」は本当に適正価格なのか？

薬の値段は
どう決まるのか？

　日本には国民皆保険制度があり、病院の窓口や薬局で支払う薬代の自己負担額は１〜３割です。残りは、国民が支払った保険金などでまかなわれています。

　現在の日本の総薬代は年間10兆円に迫るといわれ、健康保険制度もそのうち破綻するのではないかといわれています。

　私たちの健康を守るための制度がちゃんと維持されるためにも、国民全員が薬の値段についてもっと関心をもつべきだと思います。

　ところで薬の値段は、いったいどうやって決められているのでしょうか？

　日本における医薬品の単価（たとえば錠剤であれば、一錠あたりの値段）は、一般に薬価といわれ、国が公的に定めています。

　そのため、全国どこの病院や薬局で支払う場合でも同じです。

　薬を買う側からすれば、安いに越したことはありませんが、医薬品を製造・販売する製薬メーカーからすれば、安すぎるとまったく儲かりません。

　薬は、研究開発から臨床試験まで10年以上かかることも珍しくありませんし、その間に多くの経費がかかります。その赤字分を回収できるくらいの値段で売らなければ、経営破綻してしまいます。製薬メーカーが薬を作れなくなってしまっては、元も子もありません。

　そのため、国は「高すぎず安すぎず」のラインを十分に検討した上で薬価を決めています。

135

近年は生物学的製剤といって、バイオテクノロジーを駆使した抗体薬や、特殊な薬剤が次々と実用化されるようになりました。

その開発には相当な経費と技術が投じられており、画期的な効果を発揮するものも出てきました。その価値を評価した結果、信じられないような高い薬価になった薬もあります。

1回の投与で「1億6707万7222円」の薬

その代表例が、スイスのノバルティスファーマ社が作った「ゾルゲンスマ点滴静注」という薬です。脊髄性筋萎縮症（SMA）という病気にかかった、2歳未満の子どもだけを対象にした遺伝子治療薬で、2020年3月に製造・販売が承認され、実際に販売開始されたのは2020年5月からです。

そして、国が決めた薬価はなんと1億6707万7222円でした。みなさんが風邪をひいたときなどに飲む解熱剤は、だいたい1錠が10円くらいですから、まったくケタ違いの値段です。

脊髄性筋萎縮症は、SMN1と呼ばれる遺伝子の機能欠損が原因で起こる遺伝性の難病です。私たちが骨格筋を動かすための指令を出す運動ニューロンがちゃんと発達せず、生後6カ月までに発症する「I型（乳児型）」の場合は、患者の9割以上が生後20カ月までに死亡するか、自分では呼吸ができず、永続的に人工的な呼吸管理を要する状態になってしまいます。

ゾルゲンスマは、不足しているSMN1の遺伝子を、人体に無害とされるアデノ随伴ウイルス（AAV）の一部（ベクター）に組み込んだものです。これを患者に投与すると、長期にわたって正常な

SMN1 タンパク質が産生されるようになり、患者は救われるのです。

しかも、この薬は「1回の投与」だけで、病気が完治することもあります。

薬価が算定されるときには、同じような病気の治療に使われる既存薬と比較して価値を評価する、類似薬効比較方式という方法があります。

ゾルゲンスマに先行して発売されたSMA治療薬の一つに、アメリカのバイオジェン社が開発した「スピンラザ髄注」があります。

ゾルゲンスマが、原則1回投与で治療が完了するのに対して、スピンラザは4カ月に1回の投与を十分な効果が表れるまで繰り返すことになります。

そして、臨床試験の成績に基づいて効果を比較したところ、ゾルゲンスマ1回は、スピンラザ11回分に相当すると評価されたのです。そのため、ゾルゲンスマの薬価（949万3024円）を11倍した「1億442万3264円」という値段がはじきだされたのです。

さらに、ゾルゲンスマは、いままでにないメカニズムで作用し、かつ1回だけの投与で済むといった画期的な特徴なども考慮されて、60%の加算が行われ、最終的に「1億6707万7222円」になったのです。

「高額な薬」は健康保険制度を破綻させる？

それでも「高すぎる」というのが、多くの方の実感でしょう。ところが、「それで人の命が間違いなく救われるのであれば安い」という考え方もできます。

ちなみに、ゾルゲンスマはアメリカで先行発売されていますが、その値段は日本円に換算すると3億円近くになります。日本での薬価は、国際的な薬の値段に比較すると、かなり低く抑えられているといっていいと思います。

　もう一つ、知っておいていただきたいのは、この薬の投与を実際に受ける対象となる患者は、わずか100人にも満たないということです。

　特殊な遺伝性の病気なので、そもそも患者がまれなのです。一つが1億円だとしても、100人に1回ずつ投与して終わりであれば、総医療費は100億円です。

　風邪薬のように、ちょっとした症状に対処するための100円程度の薬を、1錠ずつ日本国民全員（1億人）が飲むのと変わらないレベルです。

　さらに、治療効果やその後の人生に及ぼす影響の大きさを考えると、どちらの方が「得」といえるでしょうか。

　健康保険制度の破綻リスクなどを心配するときには、一つの薬代だけを見て「高すぎる」「負担が大きい」と短絡的に考えてはいけません。

　我々国民一人一人が、「価値あるものに正しく保険が使われているかどうか」を考えましょう。

Question 04
「1億円超えの薬」は本当に適正価格なのか？

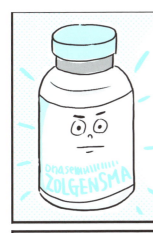

QUESTION 05

最近、医薬品が不足するようになったのはなぜ?

日本では深刻な医薬品不足が起きています。薬局では必要な薬の在庫切れや、麻酔薬や抗菌薬の供給が途絶えて病院での手術ができないという事態も起きています。いったい何が原因なのでしょうか?

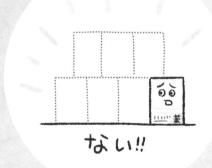
ない!!

Question 05
最近、医薬品が不足するようになったのはなぜ?

薬があるのは大きな奇跡

「くすり」という言葉の由来には諸説ありますが、島根の出雲大社にある古文書では、「奇(く)すしき力を発揮するもの」という意味から、「くすり」と呼ばれるようになったと説明されています。

「奇すしき」は「並より優れている、突き出た、不思議な、神秘的な」という意味で、病を治してくれる不思議な力を持ったものが「くすり」ということです。

病気がどうして起こるのか、どうしたら治せるのかわからなかった時代には、とても貴重なものだったに違いありません。

ところが、現代においては「薬なんてあるのが当たり前」と思っている方が多いのではないでしょうか。

私は、薬学の専門家として、大学の研究室で認知症治療薬の開発研究にも取り組んでいますが、そういう自己紹介をすると「早くいい薬を作ってください」などと言われます。

期待されるのはうれしいことですが、1つの薬を発明するのはそんなに簡単なものではありません。

また、薬局に行くと、数えきれないほどの薬がずらりと並んでいて、「自分の体に起きている異変を治してくれる薬がいつでも手に入る」ように思えてしまいます。

ところが、それは大きな誤解です。薬があるのは奇跡なのです。その存在価値を改めて多くの方に認識してほしいと思います。

薬不足の大きな要因は?

141

現在、わが国では深刻な薬不足が起きているのをご存じでしょう
か？

　コロナ禍の中で、薬局やドラッグストアの陳列棚から、解熱剤が
消えてなくなる事態が発生したのを覚えている方もいらっしゃると
思います。

　多くの方が、新型コロナ感染症を怖がって「発症してから病院に
薬をもらいにいっても遅いから、前もって解熱剤を買い込んでおこ
う」と考えたようです。

　これは消費者側の問題として、一時的に起こったことのようです
が、その後、そうした無駄な買い占め状態がなくなったのにもかか
わらず、解熱剤や咳止め（去痰薬）などが慢性的に不足している状
態は、今も続いています。

　病院を受診した後に薬局に処方箋を持っていったら、「すみません
が、こちらの薬は今、在庫切れです」と言われたことがある方も少
なくないと思います。

　また、病院の中でも深刻な薬不足が起きています。外科手術に欠
かせない局所麻酔薬や、抗菌薬が不足しているために、緊急を要し
ない手術の患者さんには、日程を先延ばしにすることも起きている
のです。

　医薬の先進国であるはずの日本で、どうしてこんなことが起きて
いるのでしょうか？

　また、この状況を改善するには、どうしたらいいのでしょうか？

　現在起きている薬不足の要因はいろいろありますが、その根本を
たどると、「ジェネリック医薬品を普及させるという国の施策に行き
つく」と私は考えています。

Question 05
最近、医薬品が不足するようになったのはなぜ？

保険制度は破綻する？

　同じ１つの有効成分を含有した医薬品にも、先発品と後発品（ジェネリック）の２種類があり、ジェネリックの方が値段は安く設定されています。

　日本には「国民皆保険制度」があり、病院の窓口や薬局で支払う薬の多くは、自己負担額は１〜３割で、残りは、国民が支払った保険金などで賄われています。

　こうした健康保険制度はすばらしいものだと思いますが、どんどん運用されていくうちに、現在の日本の総薬代は年間 10 兆円に迫るといわれ、「保険制度は近く破綻するのではないか？」とささやかれています。

　このことを解決する方法の１つとして、「同じ効果の薬なら、値段の高い先発品ではなく、できるだけ安いジェネリックを利用してもらうようにしよう」と国は考えたわけです。

　薬を使う側からすれば、安い方がいいのでありがたいことですが、先発医薬品を製造・販売してきたメーカーからすれば、死活問題となります。

　「先発品はできるだけ使うな」と言われているわけですから、せっかく製造販売しても売れなくなって在庫が増える一方です。経営破綻を避けるためには、先発医薬品のメーカーは製造販売を中止せざるを得なくなってきているのです。

　古くから使用されてきて、みなさんにとっても馴染みの深い薬の多くは、もはや先発品がなく、ジェネリックしかないのは、こうした事情を反映しています。

143

引き下げが続く薬価

　一方、ジェネリックを製造販売するメーカーは、優先的に使用することが推奨されるなら儲かるだろうというとそうでもありません。日本における医薬品の単価（たとえば錠剤であれば１錠あたりの値段）は、一般に薬価といわれ、国が公的に定めていますが、医療費削減をさらに進めるために、定期的に薬価が見直され、実質的にほとんどの薬でどんどん薬価の引き下げが続いています。

　発売当初はそれなりに儲かっていたとしても、価格を引き下げられることで赤字を生み出す事態となれば、やはり同じように製造販売を中止せざるを得ません。

　また、たくさんのメーカーが違う名前で同じ薬のジェネリックを製造販売しているものについては、「どこか１つのメーカーが撤退したとしても、他のメーカーがカバーしてくれるだろう」と思われるでしょうが、実はそうはいかないのです。

悪循環が引き起こした薬不足

　たくさんの製薬メーカーが出している同じ薬の製品でも、その原末（有効成分である薬の本体）は、実は同じ化学薬品会社によって製造されていることが少なくありません。

　同じ化学薬品会社が作った薬の原末を、複数のジェネリック製造メーカーが仕入れて、それぞれの製品に加工して売り出しているのです。

　そんな中で、その大本となる化学薬品会社に問題が起こったり、

経営状態が悪化して、薬の原末の製造をやめてしまったりしたら、その薬を有効成分とするジェネリック製品すべてが作れなくなってしまうのです。

さらに、薬価の引き下げにより経営状態が悪化した会社で、何とか赤字を減らしたいという思いから、本来は実施することが義務付けられている「薬の検査」を省いてしまうという不正も起きてしまいました。そして、国から業務停止命令を受けて、薬が製造できなくなりました。特に、薬の原末をジェネリック製造メーカーに提供してきた化学薬品会社の不正により、ある特定の薬について、ほとんどすべてのジェネリックが供給されなくなるという事態になったのです。

おまけに、こんなときに頼りになるはずの先発医薬品の製薬会社はすでに撤退していて、急に「お願いだからもう一度製造販売してほしい」と要望されても、そう簡単に工場の生産ラインを再開することはできません。

こうして、深刻な薬不足が起きてしまったのです。

もちろん、「薬の検査」を省くという不正はしてはいけないことです。しかし、その大本をたどると、「ジェネリック優遇」「薬価引き下げ」という施策がもたらした悪循環ともいえます。医療費を削減することは必要なことですが、医薬品業界を苦しめるほどの無理な圧力は、改めた方がいいと私は考えています。

薬の無駄をなくするために

「薬不足」を解消するためには、国や製薬会社だけが努力すればいいというものではありません。恩恵を受けている私たち（患者自身）

にもできることがあります。

　先日、ある知り合いからこんな声を聞きました。

「私は持病があって、病院からたくさん薬をもらってるけど、効きそうにもないからほとんど飲まないで捨てています」

　私は非常に悲しくなりました。そして、思わず「あなたみたいな人がいるから薬不足が起きてしまうのですよ！」と言ってしまいました。

　その人が捨ててしまっている薬を、誰か他の人が有効に利用できていれば、多少なりとも薬不足を解消できるのではないでしょうか。

　薬はあって当たり前ではなく、非常に貴重なものであり、本当に必要な人のところに必要な時に届けられるべきです。

　ところが、医薬が進歩したわが国では、医師が不必要な処方をしたり、患者が黙って薬を使わずに捨てているケースも多いに違いありません。

　そうした無駄をなくすことも大切なのではないでしょうか。

第 **6** 章

薬局を上手に
利用するには？

QUESTION 01

なぜ薬局の薬剤師はいろいろと質問するのか?

薬局に薬を受け取りにいくと、薬剤師は症状や病気についていろいろと質問をしてきます。病院で診察を受けて処方箋も持っているのに、なぜすぐに薬を調剤してくれないのでしょうか?

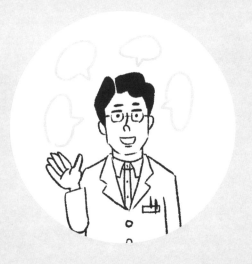

薬局の薬剤師からの
質問は面倒？

体調が悪くなって病院で診察を受けた後、調剤薬局に処方箋を持っていくと、薬剤師から「どうされましたか？」と病状について改めて聞かれることがあります。

薬を受け取りにきた患者さんからすると、そのことに違和感を覚えるようで、

「なぜ病院で話したことを繰り返し説明しなきゃいけないの？」

「もう処方箋が発行されているのだから、そのまま薬を出してくれたらいいのに！」

「他の患者さんがいるところで、自分の病気のことをいわせるなんてひどい！」

というような不満の声を耳にすることもあります。

「病院で風邪だといわれました」と簡単に説明しても、「いつ頃から症状が出ましたか？」などとさらに質問されて、面倒に感じた方もいらっしゃるかもしれません。

なぜ薬剤師は病院での診察を終えたあなたから、さらにいろいろなことを聞き出そうとするのでしょうか？

これは「薬局の売り上げのために対人コミュニケーションを図ろう」とか、「あなたの症状に個別に興味がある」といった理由で話しかけているわけではありません。

その理由がわかれば、薬局で薬剤師さんに質問されたときの違和感がなくなるかもしれません。

薬局の薬剤師の
仕事の意味は?

　薬剤師という仕事をあまり知らない人からすると、調剤薬局の薬剤師の仕事は、「医師が発行した処方箋に書かれた薬剤を薬局の棚から取って袋に入れ、患者に渡すこと」と思われるかもしれません。

　ところが、書かれているものを棚から出して渡すだけなら、ロボットでもできるでしょう。

　わざわざ6年制大学の薬学部を卒業して、国家試験をパスした有資格者だけしかできない業務とは思えません。

　実は薬剤師には、それ以外に重要な役割があります。

　それが「処方箋をチェックすること」なのです。

　医薬の専門家であるはずの医師でも、患者の病状を十分に把握しないで誤った診断をしたり、薬の選択や用量を間違えたりなど、ミスをすることがあります。

　かつては、個人開業の小さな医院の中で、一人の医師が、自分で診察した患者に薬を直接渡すことはよく行われていました。

　ところが、この場合は投薬にミスがあっても気づくことができないために、患者が誤った薬を使ってしまうリスクがありました。

　そこで近年は、医薬分業が推進されています。これは、医師が書いた処方箋の内容が適正であるかどうかを、別の独立した調剤薬局の薬剤師が確認することによって、安心安全に薬が提供されるように配慮されたためです。

処方箋に書かれて
いないこと

150

処方箋を薬剤師がチェックするときには、客観性が求められますので、「先入観」があってはいけません。そのため、処方箋には肝心な病名が書かれていないのです。

「処方箋にはっきりと病名を書いてくれれば、薬局で説明する手間が省けるのに……」
と思われるかもしれませんが、処方箋に書かれた病名を薬剤師が鵜呑みにしてしまっては、「医薬分業」にしている意味がありません。
　また、実際のところ、処方箋に書かれた内容を薬剤師が見れば、その患者がどのような病気と医師から診断されたかは、だいたい類推できてしまいます。
　しかしそれだけでは、医師が行った診断が適正だったかどうかを確認したことにはならないのです。
　薬のプロとして、薬剤師が改めて最初から患者の訴えを聞き取り、できるだけ先入観を持たずに病気の診断から薬剤の選択までを検討し、その結果が医師の処方箋と適合したときに、本当に「問題なし」といえるのです。
　ですから、調剤薬局の薬剤師は、患者であるあなたに病状やその他の情報を直接たずねようとするのです。

処方箋に問題があれば「疑義照会」

もし、処方箋の内容に問題があると疑われたときには、薬剤師が医師に問い合わせてくれます。
　この過程を疑義照会といいます。疑義照会の結果、医師が認めれば、処方箋の内容が訂正されます。明らかに間違いがあるのに医師に確

認がとれない場合には、薬剤師が調剤拒否することもあり得ます。

　現実問題として、医師によって処方する薬の量や内容には差があります。処方権と調剤権のすべてを医師が独占することは危険であり、利害関係のない第三者として、薬剤師がチェックする医薬分業は必要不可欠な機能なのです。

［ プライバシーへの 配慮は必要？ ］

　調剤薬局の窓口で、薬剤師が患者情報を確認することが大切であることは、納得していただけたと思いますが、他の患者さんがたくさんいるところで質問されて、答えなければならないのは、確かに嫌ですね。私もそう感じたことがあります。

　病院では診察室で医師と患者だけでの問診が基本ですから、薬局でも患者のプライバシーに配慮すべきだと思います。

　処方箋のチェックのために、積極的に患者から情報を聞き取るのであれば、薬局の窓口でのやりとりが、他の患者に聞こえないような設備を用意してもいいのではないでしょうか。

［ 薬局の薬剤師は 頼れる存在 ］

　薬剤師は、単に調剤するだけではなく、みなさんが適切に薬を使用して安心安全な日々を過ごせるように、あれこれと質問をしているのです。

　いつもと同じ薬だったとしても、病状の変化によっては薬の種類

なぜ薬局の薬剤師はいろいろと質問するのか？

や用法用量を変えなければならないのに、医師がそれに気づいていないケースもあります。

「薬剤師さんに念のために再チェックしてもらおう」

という意識が持てれば、「質問をされるのはわずらわしい」とか、「早くしてほしい」といったイライラはなくなるでしょう。

薬剤師は、薬のプロとしてみなさんの味方になってくれますから、どんどん頼ってほしいと思います。

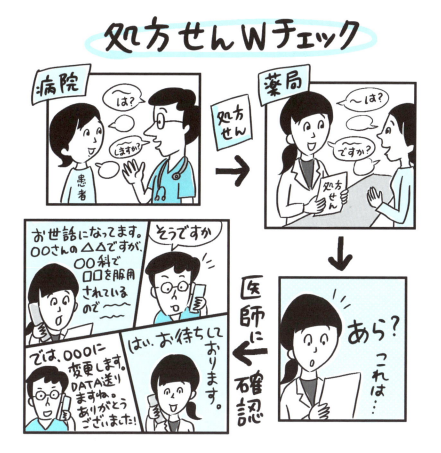

153

QUESTION 02

なぜ「お薬手帳」があるのか?

「お薬手帳の利用は面倒」と、
薬局での提示を断る方もいるようですが、
お薬手帳を利用することで、薬の飲み合わせによるリスクなどを
薬剤師さんに確認してもらうことができます。

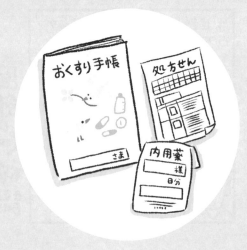

Question 02

なぜ「お薬手帳」があるのか？

「お薬手帳」とは
どんなもの？

　病院を受診した後、処方箋を持って薬局に行くと、「お薬手帳はお持ちですか？」とたずねられることがあります。

　「お薬手帳」は、自分が使っている薬の名前・量・日数・使用方法などを記録できる手帳のことです。でも、「何のために必要なのか理解できない」「特に役に立ったことがないので別に要らない」と感じる方もいらっしゃると思います。

　自分の子どもの頃を思い出してみると、「お薬手帳」などというものはなかったように思います。つまり、あるときから利用されるようになった制度です。

　日本で「お薬手帳」ができたのは、ある薬害事件がきっかけでした。それは、1993年（平成5年）に起きた「ソリブジン事件」です。

　ソリブジンは、1979年（昭和54年）にヤマサ醤油によって新しく合成され、ヘルペスウイルスに対して高い効果を発揮したことから、帯状疱疹の治療薬として開発された薬です。日本では、1993年（平成5年）9月に日本商事から発売されました。

　ところが、発売後1か月足らずで、フルオロウラシルという抗がん薬と一緒にソリブジンを用いた患者さんに、重い有害作用（骨髄抑制）が発生し、10数人の死者を出す事態となりました。

　いうまでもなく、ソリブジンは間もなく販売中止となりました。薬の副作用が問題になることは決して珍しいことではありませんから、予期しない形で発生したのであれば事故と見なせますが、この場合は事件として扱われたのには理由があります。

実は、ソリブジンの有効性と安全性を事前に確認するために行った、申請前の臨床試験において、ソリブジンとフルオロウラシルを併用した3人の方がすでに亡くなっていたのです。

　その事実は、製薬メーカーによって把握され、承認申請書類にも記載されていたのですが、抗ウイルス効果の高いソリブジンに寄せる期待の方が大きかったためでしょうか、リスクが懸念されていたにもかかわらず、申請はそのまま認められてしまいました。

　しかも、リスクがあることは、薬の説明書である「添付文書」中に目立たない小さな文字で記されていただけで、十分に注意喚起されていたとはいえませんでした。そして、発売後に、起こるべくして犠牲者が出てしまったというわけです。

　しかも、死亡例が報告されたときに、すぐに製品を回収すべきだったのに、会社は利益を優先させて販売を続けたため、その間にも新たな犠牲者が増えていきました。

　おまけに、その後の調査で、死亡例が報告された後から事実が公表されるまでの間に、ソリブジンを販売していた会社の社員が同社株を売却したことで、インサイダー取引が疑われたのでした。

　これは、患者の命を無視した人々が起こした「事件」といわざるを得ません。

「ソリブジン事件」によって、いろいろな意味で、医薬のありかたが問われました。その中で、ソリブジンとフルオロウラシルを一緒に使ってはいけないことがわかっていたのに、実際に併用した患者さんが出てしまいました。

　ある病院でフルオロウラシルを使ってがんの治療を受けていた方がいたのですが、ウイルスに感染したために別の病院を受診して、そこでソリブジンを処方され、リスクに気づかず両薬を一緒に使っ

てしまったようです。

　当時は、他の病院や薬局で処方された薬のことを、患者さん自身の申し出がない限りわからなかったために、このようなことが起きてしまったのです。

　そこで、二度と同じ悲劇を繰り返さないために考え出されたのが、「お薬手帳」だったのです。患者さんが過去、もしくは現在使っているすべての薬の情報が記された手帳を持参してくれば、これから新しく使うことになる薬のリスクを事前にチェックできるというわけです。

阪神大震災で価値がわかったお薬手帳

　ソリブジン事件を教訓に、使われ始めた「お薬手帳」でしたが、なかなか普及しませんでした。何のために必要なのかが、一般の方にはなかなか理解してもらえない上に、いちいち「お薬手帳はお持ちですか？」と聞かれて面倒に感じる方が多かったようです。

　ところが、思わぬところで「お薬手帳」の価値が知られるようになりました。

　1995年（平成7年）に起きた阪神淡路大震災では、多くの人々が被災し、避難を強いられました。

　しかも、地域の病院や薬局も機能停止状態となり、糖尿病や高血圧などの持病を抱えて薬が必要な方が、自分の病気や薬がほとんどわからないために、治療を継続できないという問題が起きました。

　しかし、たまたま「お薬手帳」を身につけていたごく一部の方だけが、病院を受診しなくても、特例的にそれまでと同じ薬を受け取ることができたのでした。

これをきっかけに、いざというときの「お薬手帳」の価値が認知されるようになり、利用が全国的に広まっていきました。

さらには 2011 年 3 月に起きた東日本大震災や 2024 年 1 月に起きた能登半島地震でも「お薬手帳」は役立ちました。

災害時の持ち物に「常備薬」を入れておくことはもちろんよいことですが、数に限りがありますし、なくなったときに同じ薬がすぐに処方してもらえるとは限りません。

同じ病気なら、誰にでも同じ薬が処方されるわけではないのです。

病名が明らかで、医師に診てもらえたとしても、年齢や性別に加えて、過去の病歴、肝臓や腎臓の機能などの違いによって使用できる薬は異なります。

十分な検査を行えない状況の初診だけで、代替薬が選択できないこともありますが、薬歴が記された「お薬手帳」があれば、そのような非常時でもスムーズに代替薬をもらうことができるのです。

「お薬手帳」には、処方された薬の名前・量・日数・使用方法などが記録されますが、自分がドラッグストアで購入・利用した市販薬の情報や、日常的に利用しているサプリメントや健康食品などの情報を自分で書きこむこともできます。

アレルギーの有無や、過去にかかった病気、体調の変化なども、可能な限り書き込んでおくと、非常時に医療を受ける際も、とても役立つ情報になります。

普段の通院でお薬手帳を使うことが多く、持ち出し袋に入れると不便という場合は、コピーでも構いません。

いざというときに備えて、ぜひ「防災セット」と一緒に「お薬手帳」も準備されておくことをおすすめします。

Question 02
なぜ「お薬手帳」があるのか？

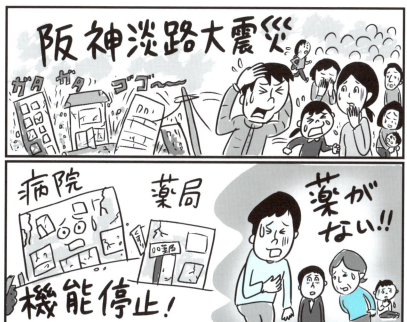
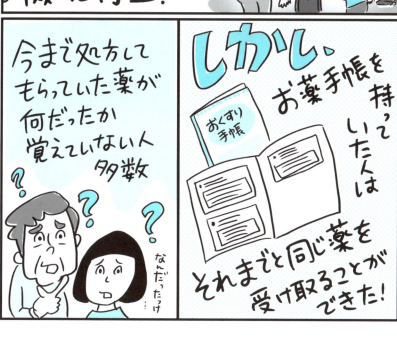

QUESTION 03

「お薬手帳」を使うのは損なのか?

「お薬手帳は手数料がかかる」と考えている方もいるようですが、お薬手帳は上手に使うとお得になります。お薬手帳をうまく活用して、薬局から上手にアドバイスをもらいましょう。

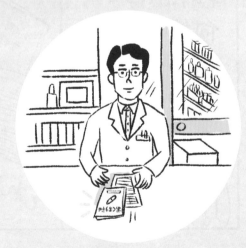

Question 03
「お薬手帳」を使うのは損なのか？

お薬手帳を
断るのは損？

　病院から発行してもらった薬の処方箋を薬局に持って行ったとき
に、処方箋とともにお薬手帳を出すと、そこに病院名・薬剤名・用
法用量・服薬日数などの記録（多くの場合は印刷したシールの貼り
付け）をしてくれます。

　当初は、一部の病院や調剤薬局におけるサービス（無料）として
始まった取り組みですが、2000年（平成12年）に、厚生労働省
の正式な制度となってからは、調剤報酬（薬剤情報提供料の手帳記
載加算）が与えられるようになりました。

　つまり、お薬手帳を発行し、提供した薬の情報を手帳に記載する
ことで、薬局は利益（銀行の手数料のようなもの）を得られるよう
になったのです。

　このことは、お薬手帳を積極的に活用する薬局が増えることにつ
ながりましたが、患者の立場からすれば、支払う薬代が少し高くな
る結果となり、そのことを知った患者の中には「お薬手帳は要らない」
と考えてしまう方もいるようです。

　そこで、お薬手帳の活用と診療報酬のありかたについては、幾度
かの見直しが行われ、2016年（平成28年）からは、「お薬手帳を6ヶ
月以内に同一薬局に持参した場合に、患者の自己負担代金が安くな
る」ように改められ、現在に至っています。

　つまり、今はお薬手帳を持参した方の薬代が安くなるようになり
ました。しかも、違う病院を受診したときでも、いつも同じ薬局（い
わゆる「かかりつけ薬局」）に処方箋を持っていって薬を提供しても
らい、その都度お薬手帳へ記録してもらう方がお得だということに

なります。

お薬手帳に自分で
自由に書き込みOK！

「お薬手帳は、病院や薬局で書いてもらうもの」と思っている方が多いと思いますが、実は、自分の病気や薬に関することを、自分で自由に書き込んでも構いません。

たとえば、風邪をひいたときに、病院では受診せずにドラッグストアで買って利用した市販薬の情報や、日常的に利用しているサプリメントや健康食品がある方は、商品名や利用歴などを自分で手帳に書いておくとよいでしょう。

市販薬やサプリメントの中には、病院でもらった薬と併用しない方がよいものもあります。自分で忘れないようにお薬手帳に書き込んでおけば、リスクがあるかどうかを薬剤師さんが確認してくれます。

また、アレルギーの有無や、過去にかかった病気、体調の変化なども、可能な限り書き込んでおくと、薬局でいろいろなアドバイスをしてもらえます。特に薬物アレルギーは、1度目より2度目の方が強くなることがあるので、注意が必要です。

お薬手帳は、自分の健康を守るために有益なツールであると心得て、積極的に活用しましょう。

Question 03
「お薬手帳」を使うのは損なのか？

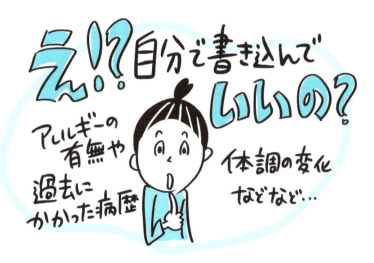
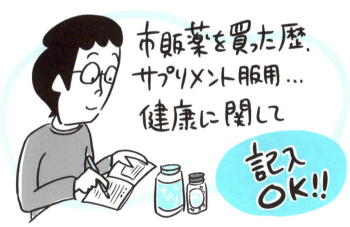

QUESTION 04

かかりつけ薬局は どう選べば いい?

複数の薬局に処方箋を持って行って、
薬をもらっている方がいるかもしれません。
過去のあなたの病歴や服薬歴を把握してくれる
「かかりつけ薬局」を決めて、どの病院の処方箋でも
その薬局で薬をもらうようにしましょう。

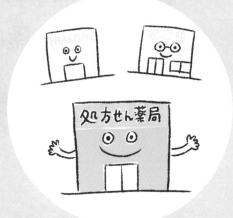

Question 04

かかりつけ薬局はどう選べばいい？

いろいろな薬局の種類

そもそも「薬局」とは何でしょうか？

日本の医薬品に関するルールを定めた「薬機法」の第1章 総則の第2条の12では、

「薬局」とは、薬剤師が販売又は授与の目的で調剤の業務並びに薬剤及び医薬品の適正な使用に必要な情報の提供及び薬学的知見に基づく指導の業務を行う場所（その開設者が併せ行う医薬品の販売業に必要な場所を含む。）をいう。ただし、病院若しくは診療所又は飼育動物診療施設の調剤所を除く。

とされています。

この定義にあてはまる「薬局」にもいくつか種類があります。

主な業務として、医師が発行した処方箋に基づいて調剤を行うのが「調剤薬局」です。

「院内薬局」という分類を耳にしたこともあるかと思いますが、これは、属する病院の処方のみを取り扱う「調剤所」であって、厳密には薬局ではありません。

また、正式な用語ではありませんが、一般に「ドラッグストア」と呼ばれる店舗もあります。処方箋がなくても患者自身が購入して利用できる、「一般用医薬品」（「市販薬」と呼ばれることも多い）や、健康・美容に関連した商品、日用品、飲料や食品類を店頭販売しています。調剤室のないドラッグストアは「薬局」には該当しません。

一方で、最近は調剤室を併設したドラッグストアもあり、保健所による薬局開設許可を受けていれば、「薬局」を付した店舗名を使う

165

ことができますが、市販薬や日用品の販売が主な設置目的なので、調剤薬局には該当しません。

「かかりつけ薬局」を持とう

「医薬分業」が確立した現代では、病院を受診したあと、医師に発行してもらった処方箋を院外の「調剤薬局」、または「調剤室を設置したドラッグストア」に持参して必要な薬をもらう必要があります。

その場合に、多くの方は、受診した病院の近くにある薬局に立ち寄ることが多いでしょう。

そうすると、異なる診療科の病院を受診するたびに、違う薬局で薬をもらうことになります。ほとんどの場合は、それでも大きな問題は生じないのですが、できれば毎回同じ薬局を利用することをおすすめします。いわゆる「かかりつけ薬局」という考え方です。

病院の医師は、患者から可能な限りの情報を聞き取った上で薬の処方を出しますが、初診の場合には、患者の過去の病歴や、過去から現在に至るまでにどんな薬を使用して、どんな効果や副作用があったか、などのすべてを把握することはできませんので、その処方が必ずしも適切なものとは限りません。

毎回違う薬局に処方箋を持参した場合も、同じようなことになります。しかし、自分で決めたいつもの「かかりつけ薬局」に毎回処方箋を持参した場合は、患者の病歴や服薬歴のすべてを記録して把握してくれていますから、処方内容がその方に合っているかどうかを的確に判断してくれます。

処方内容に問題が見つかった場合は、処方箋を発行した医師に直

接問い合わせて、修正してくれることもあります。

最近は「医薬品不足」が問題になっており、初めて利用した薬局に自分が必要とする薬の在庫がないということもあります。それに対して、「かかりつけ薬局」であれば、あなたのために一定数の薬の在庫を用意してくれていることが多いので、その心配はいりません。「かかりつけ薬局」を持つメリットは、非常に大きいのです。

自分に合った「かかりつけ薬局」を選ぶコツは？

かかりつけの調剤薬局を選ぶポイントは3つあります。

1つ目は、サービスや料金の違いです。

「薬局なんてどこも一緒だろう」と思う方が多いでしょうが、薬局に支払う料金には主に技術料と薬材料が含まれており、同じ処方箋を扱う場合でもその内容によって料金が違ってくるのです。

たとえば、薬剤師が行う服薬指導や、薬の調剤に高い加算がある場合には、わずかに料金が高くなっています。この場合、実績が評価されている証しなので、高い方が悪いというわけではありません。

また、同じ薬でも先発医薬品とジェネリック医薬品では、価格が倍ほど違いますし、複数会社のジェネリックがある薬については、その薬局がどの会社の製品を採用しているかによって薬剤料が違ってきます。

詳しく知りたい方は、薬局で薬をもらうときに発行される「調剤報酬明細書」を確認して、項目が何を反映しているのかなど、わからないことは質問してみましょう。

2つ目のポイントは、信頼できるかどうかです。

上記のように質問した場合に、親切かつ正確に説明してくれる薬

局でしたら、信頼できそうです。

　最初から知り合いの薬剤師が勤務している調剤薬局であれば一番いいのですが、そうでなくても、繰り返し利用しているうちに、「いざというときに親身になってくれる薬剤師」かどうかは見分けられるようになるでしょう。

　薬局が清潔か、薬剤師の身だしなみや言葉遣いも、判断の材料になるでしょう。

　３つ目のポイントは、立地を含めた利便性です。

　かかりつけ薬局は、病院の近くよりも、自宅近くや通勤経路の途中にある方が便利です。

　病院での受診が終わってすぐ近くの薬局に行ったのに、長時間待たされることもありますので、早く薬局に行くほど早く薬が手に入るというわけでもありません。

　病院とかかりつけ薬局が提携していれば、処方箋が病院から薬局へ電子通信で事前に送信されるというサービスがあり、自宅近くのかかりつけ薬局に到着したときにはすでに必要な薬が準備されていることもあります。

　料金の支払いについても、最近はキャッシュレス決済を採用したり、薬の宅配を行ってくれたりする薬局も増えていますから、どんな便利なサービスが用意されているかを教えてもらって、薬局選びの判断材料にするとよいでしょう。

Question 04
かかりつけ薬局はどう選べばいい?

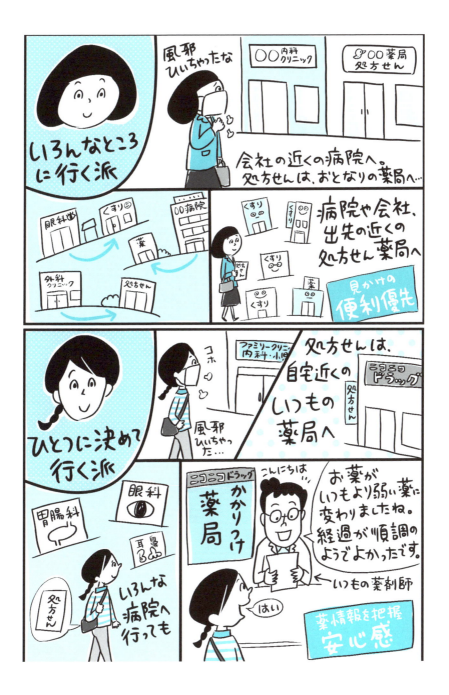

QUESTION 05

ドラッグストアで市販薬をどう選べばいい?

処方箋が無くても、薬局やドラッグストアでは、
店頭に並んだ薬を自分で選んで購入・利用し、
病気の諸症状を緩和することができます。
でも多数の製品から最適なものを選ぶには
どうすればいいのでしょうか。

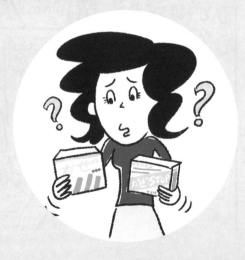

Question 05

ドラッグストアで市販薬をどう選べばいい？

セルフメディケーションとは？

税制上の優遇措置として「セルフメディケーション税制」が設けられたこともあり、「セルフメディケーション」という言葉が一般に普及してきました。

体の不調を感じたときに多くの方は病院を受診すると思いますが、いざ病院に行くと「予約なしの初診はお断り」といわれたり、長時間待たされた挙げ句に診察は1分で終わったりということも少なくありません。

比較的軽症の場合は医師に頼ることなく、市販薬を利用するのも一つの手です。

これが「セルフメディケーション」（軽い病気や怪我を医師の治療を受けることなく、市販薬などを使って自分で行う自己治療）の考え方で、医療現場の混雑や医療費の無駄遣いを減らすために、国の政策としても推奨されるようになってきました。

「セルフメディケーション」で使われるのは、いうまでもなく、処方箋がなくても、自分の判断で購入できる市販薬です。

一般用医薬品に含まれる
成分は決まっている

医薬品のうち、作用が強く、用法量等を誤るとリスクの可能性が高いと想定されるものについては、「医療用医薬品」に分類され、医師の判断に基づいて発行された処方箋がなければ使うことはできません。

それに対し、多くの人による長年の使用実績があり、比較的安全

性が高いと判断される薬は、「一般用医薬品」に分類されて市販することが認められ、処方箋がなくても、薬局やドラッグストア、あるいは最近ではコンビニやネット店舗などでも購入できるようになっています。日常的に多くの人が利用する風邪薬や胃薬、目薬などがあります。

　ところが、自分で買って使えるとはいっても、店頭に並べられた同じような風邪薬がたくさんあると、一体どれを選べばよいのか迷いますね。そんなときに知っておいてほしいポイントが２つあります。

　１つ目は、一見違うように見える製品でも、実は同じ病状に使うように指示されている薬であれば、中身はほとんど同じなのが市販薬の特徴です。

　医療用医薬品には非常にたくさんの成分がありますが、市販の一般用医薬品の製品に含めてよいのは、上述したように、使用実績があって少しくらい用法用量を間違えても健康を害する恐れはないと考えられるもので、そもそも限られた数しかありません。

　ですから、各製薬会社が自社製品の売り上げを伸ばすために、独自性をアピールしたりしていますが、実のところ成分の組み合わせや配合率が少し違っているくらいで、どれもほぼ同じと見なしても差し支えありません。

　特段の事情がなければ、あまり真剣に悩む必要はなく、「テレビのCMに出ている女優さんが好きだから」とか、「推しメンのグッズがおまけでもらえるから」くらいの軽い気持ちで選んでも問題はありません。

［　市販薬を使ってはいけないケースも　］

Question 05

ドラッグストアで市販薬をどう選べばいい？

2つ目としては、そんな市販薬であっても、「使ってはいけない」ケースがあるということです。

たとえば、日常的に使われる一部の解熱鎮痛薬（アスピリン、イブプロフェン、ロキソプロフェンなど）は、妊娠後期の女性の使用が禁じられています。

子宮の収縮が抑制されるため出産の遅れにつながったり、お腹の赤ちゃんの血液循環異常が生じ、生まれてくる赤ちゃんが肺高血圧症になってしまったりすることなどが知られているからです。

このような特別なケースは、自己判断することは難しいですから、妊娠中の女性や、肝臓や腎臓の機能が低下している方などは、薬剤師や登録販売者の専門スタッフに必ず相談してから購入するように心がけてください。

また、重い病気にかかってすでに病院を受診して医療用医薬品を使用している方は、原則として市販薬は使わないようにしてください。病院からもらった薬との相互作用によって、薬が効かなくなったり、重大な副作用が表れたりする危険性があるからです。

市販薬を購入する前に、必ず担当の医師や薬剤師に相談してください。

173

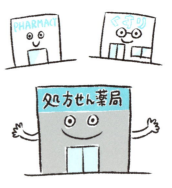

第 7 章

薬の名前を知るには？

QUESTION 01

なぜ医薬品には複数の名称があるのか？

薬の名前は、化学名、開発コード名、一般名に加え、
商品名（正確には「販売名」）があります。
別の薬なのに酷似した名前を持つものもあり、
取り違えが起きてしまったケースもあります。
薬の名前はどのようにしてつけられるのでしょうか？

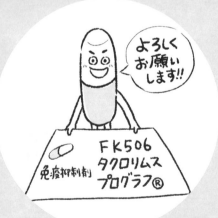

Question 01

なぜ医薬品には複数の名称があるのか？

一つの薬には複数の名前がある

　私の本名は「阿部和穂」で、それ以外の名前はあいにく持ちあわせていません。ところが、みなさんの中には、芸名、ペンネーム、ニックネームなどを使って多彩な活動を展開している方もいらっしゃることでしょう。

　薬の世界では、私のように1つしか名前を持っていない薬はほとんどなく、複数の名前を持っている場合が多いようです。

　なぜ、同じ1つの薬に違うたくさんの名前がついているのでしょうか？

薬の名前は「化学名」「開発コード名」「一般名」

　薬は化学物質ですが、化学物質の命名法は、まず IUPAC（The International Union of Pure and Applied Chemistry、国際純正・応用化学連合）という組織によって定められています。

　このルールにのっとり、すべての化合物に対して自動的に化学名がつけられます。

　たとえば、IUPAC 命名法による化学名が「(5α,6α)-7,8-ジデヒドロ-4,5-エポキシ-17-メチルモルフィナン-3,6-ジオール」という薬があります。立派な名前ですが、これでは長くて覚えられない上に、使いにくいです。

　そこで、もっと馴染みやすい名前として一般名がつけられます。

　この薬物の一般名は「モルヒネ」です。

177

また、製薬メーカーや個人の研究者などが、新しい化合物を合成して医薬品開発をめざす場合には、番号がつけられます。

多くの場合、会社、研究所、あるいは研究者個人のイニシャルに相当するアルファベットと番号が組み合わされます。

たとえば、1985 年に藤沢薬品工業（現在のアステラス製薬）が、筑波山麓の土壌中に存在していた放線菌が産生する新しい物質として発見した薬は、当初、「FK506」という開発コード名をつけられました。

その後、免疫抑制薬として有用であることがわかり、改めて「タクロリムス」という一般名がつけられました。

同じ成分の薬でも 商品名はさまざま

さらに、薬を販売するとなると、いわゆる「商品名」（正確には「販売名」）がつけられます。たくさん売るために、メーカーはできるだけ魅力的な名前をつけようと、いろいろと工夫をします。

たとえば、「ジフェンヒドラミン」という一般名の薬があります。

アレルギーに関係するヒスタミンという体内物質の働きを阻害することで、アレルギー症状を鎮めることができます。

そこで複数のメーカーが、同じジフェンヒドラミンを含む抗アレルギー用の製品を発売するにあたって、『レスタミン』『ベナ』など違う商品名をつけました。

ヒスタミンには「眠気を催す」という副作用がありますが、これは不眠ぎみの人にとってはありがたい効果でもあります。

そこでジフェンヒドラミンをあえて睡眠導入薬として、『ドリエル』（dream well に由来）という商品名で発売したメーカーもあります。

Question 01

なぜ医薬品には複数の名称があるのか？

　ジフェンヒドラミンには乗り物酔いを防止する効果もあるので、乗り物酔い止め薬の『トラベルミン』(travel に由来) を発売したメーカーもあります。

　１つの薬がいくつもの顔を持っていることは珍しくないのです。

薬の取り違えが
生じる問題

　名前がたくさんあるのはちょっと羨ましいようですが、厄介な問題も生じます。

　医薬品は、学問領域では一般名で呼ばれますが、医療現場では商品名で呼ばれるため、関係者で議論するときに、かみ合わない場合があることも珍しいことではありません。

　その煩雑さが事故につながることもあります。

　医療現場で使われる商品名が酷似しているものの例として、『アルマール』と『アマリール』があります。

　『アルマール』は血圧を下げる薬で、『アマリール』は糖尿病の薬ですが、名前のせいで取り違えが起こってしまった事例があります。

　このような場合はつけた名前を取り消し、新しい名前がつけ直されることもあります。

QUESTION 02

薬の名前が カタカナ表記なのは なぜ?

薬の名前はなぜカタカナばかりなのでしょうか?
日本で開発された薬でもカタカナの名前がつけられます。
これは、薬があらゆる国で人々の健康を守るための
「国際的な共有財産」だからです。

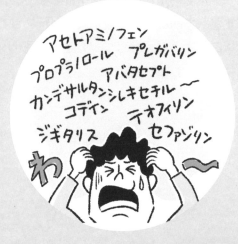

Question 02

薬の名前がカタカナ表記なのはなぜ？

薬はなぜカタカナ
表記なのか？

　もし自分や家族が、病気の治療のために継続的に使っている薬がある場合は、いざというときのために「薬の名前」を覚えておいた方がよいでしょう。

　ところが、病院でもらった薬の処方箋や、薬局で薬と一緒にもらった「お薬の説明書」に書かれている薬の名前は、一見すると意味不明なカタカナだらけです。

　覚えたいと思っても、なかなか覚えにくいのが現実ではないでしょうか。

　薬の名前はなぜカタカナだらけなのでしょうか？

　現在、日本で用いられている薬の中には、海外で作られて日本に導入されたものだけでなく、日本で開発されて、日本だけでしか発売されていないものもあります。

　しかし薬の名前は、ほとんどがカタカナ表記です。

　国を問わず人々の健康を守る上で、「薬は国際的な共有財産」と考えるべきものです。

　そのためには、世界中のすべての薬の名前が、どの国でも通じるようにした方がいいわけですが、今の国際的な共通言語は英語になりますから、薬の名前は英文字表記されるのが基本となっています（「洋名」に相当）。

　また、その薬を日本で用いるときには、日本語として扱いやすいよう「和名」もつけることになっています。

　外来語を日本語に取り入れる際には、たとえば America を「アメリカ」と書き換えるように、外来語の発音をカタカナで書き表すの

181

が通例です。

薬の名前も同様で、先に英文字で定められた薬の名前を、できるだけオリジナルの発音に近い形でカタカナ表記したのが「和名」であり、みなさんが見ている「処方箋」や「お薬の説明書」に記された「カタカナだらけの薬の名前」というわけです。

いくつか有名な薬の洋名と和名を見てみましょう。

・洋名：aspirin → 和名：アスピリン
・洋名：warfarin → 和名：ワルファリン
・洋名：pravastatin → 和名：プラバスタチン
・洋名：aciclovir → 和名：アシクロビル

「カタカナ英語」で 薬名をつける問題点

日本では外来語をカタカナ表記することが慣例とはいえ、英語と日本語では発音に違いがあるため、無理矢理カタカナに置き換えようとすると、さまざまな問題が起こることがあります。

たとえば、数字の 2（two）を「ツー」、リンゴの apple を「アップル」と書き表しますが、カタカナをそのまま読んでも、英語ネイティブには通じません。

また、乗り物の bus とお風呂の bath は、どちらもカタカナだと「バス」になってしまい、区別がつきません。薬の名前に関しても、カタカナだけでとらえると、大きな誤解を生むことがあるので注意が必要です。

Question 02

薬の名前がカタカナ表記なのはなぜ？

「アスピリンはピリン系ではない」は問題？

　たとえば、一般の方にはあまりなじみがないかもしれませんが、薬学生なら大学の授業などで、

　「アスピリンは、『ピリン』とついているのでピリン系の薬と思われがちですが、実はピリン系ではありません」

　といった話を聞くことがあると思います。これはカタカナ英語ならではの「勘違い」です。

　「ピリン系の薬」というのは、1883年にドイツ・エアランゲン大学の化学者ルートヴィヒ・クノールによって合成された、「アンチピリン」という化合物に強い解熱作用が発見されたのを皮切りに、次いで類似の化学構造をした「アミノピリン」「スルピリン」などが作られ、すべて名前の語尾に共通して「〜ピリン」とついているので、「ピリン系」とまとめて呼ばれるようになったものです。

　風邪などで高熱が出たときに使うと、よく熱が下がるので、広く使われるようになりました。

　日本では1950年代から、アミノピリンやスルピリンなどの、ピリン系解熱鎮痛薬を含んだアンプル入りの風邪薬（液剤）が発売されました。

　当時は、高度経済成長期で、生活を豊かにしようと多くのサラリーマンが寝る間を惜しんでモーレツに働いていましたので、「ちょっと体調がおかしいな？」と感じたときに、アンプル瓶をパキッと割ってグイッと飲める風邪薬はたいへん重宝されました。

　おまけに、飲み過ぎの危険性も認識されていなかったので、まるでスタミナ満点のドリンク剤のような感覚で利用していた人が多

183

かったと思われます。

　そんな中、1965年（昭和40年）の冬、日本ではA型インフルエンザが猛威をふるい、患者数が2万6000人、学級閉鎖が2378校にも達しました。

　その2月のある日、千葉県で農業を営む男性が団体旅行から帰宅後に、アンプル入り風邪薬を飲んだところ、急死しました。

　その3日後には、同じ千葉県でアンプル入りの風邪薬を飲んだお年寄りと、15歳の少女が同じように亡くなり、さらにその3日後には、静岡県伊東市の主婦（39歳）がやはりアンプル入りの風邪薬を飲んで亡くなりました。

　日本各地で続発し、わずか1カ月の間に11人の方が亡くなったことで、世間は大騒ぎとなり、連日のようにマスコミがとりあげました。

　よくよく調べてみると、この年より前から、アンプル入り風邪薬による死亡は起きており、1959～1965年までの累積死亡数は50人以上にのぼりました。

　かろうじて命をとりとめたものの、意識混濁、失神、呼吸困難、けいれんなどの重篤な症状を示した人も多数いました。

　死亡者が出た原因の1つは、「薬物アレルギーによるショック死」と考えられました。

　問題があることに気づいたら、すぐに販売を中止すべきだったのに、製薬会社が利益を優先させてなかなか動かなかったことや、厚生省の指導も迅速でなかったために、多くの犠牲者が出てしまったといわれています。

　この「アンプル入り風邪薬"事件"」をきっかけに、ピリン系の解

Question 02

薬の名前がカタカナ表記なのはなぜ？

熱鎮痛薬に対してアレルギーのある方が誤って同類の薬を飲まないようにするため、ピリン系の薬を含む製品には「ピリン系」と表示して注意喚起することになりました。

　近年はピリン系を含んだ製品は少なくなったものの、ドラッグストアの店頭に並んだ総合感冒薬などの中に、「ピリン系」と表示されたものがあるのは、このような理由によるものです。

　一方、「アスピリン」という薬は、多くの方がご存じでしょうが、抗炎症作用によって発熱や痛みを鎮めてくれる薬です。

　薬局で売られている風邪薬や、頭痛薬（代表的な製品名：バファリンA、エキセドリンAなど）に入っている有名な成分ですので、飲んだことがある人も多いでしょう。

　名前の語尾が「～ピリン」となっているので、これもピリン系だと勘違いしてしまう方がいるかもしれません。

　そこで、ちょっと薬に詳しい人が「アスピリンはピリン系じゃない」という話をするようになったのです。

「アスピリンはピリン系ではない」という説明は、一見有益な情報のように思えますが、2つの点で問題があるのです。

　第1に、この説明の仕方だと「ピリン系にアレルギーのある人が、アスピリンを飲んでも平気」と受け取れますね。

　ところが、「ピリン系にアレルギーのある人が、ピリン系じゃない薬を飲んでも大丈夫」ということはありません。

　何らかの薬にアレルギー反応を示す方は、他の薬に対しても敏感なことがありますので、注意が必要です。アスピリンに対してアレルギーを示す方もいますので、「アスピリンなら大丈夫」という説明

はしてはいけません。

　第2に、カタカナ表記の和名で見ると「アンチピリン」と「アスピリン」は、同じ「〜ピリン」と思われますが、洋名で見ると全然違うのです。

　アンチピリンの洋名は antipyrine、アスピリンの洋名は aspirin です。

　しかも、英語で発音すると、それぞれ「アンティパイァリン」「アスプリン」（ともに色文字がアクセントの位置）と読まれ、全然違います。

　ですから、「アスピリンはピリン系ではない」を洋名に置き換えると、「aspirin（アスプリン）は pyrine（パイァリン）系ではない」ということになるので、英語ネイティブの方にとっては、何をいいたいのか意味不明な話なのです。

カタカナ表記の和名だけに頼らない

　カタカナ表記の和名は、洋名の発音を正確に表現できないという限界があるために、このような問題が起こってしまうのですが、これを解決する方法は2つあります。

　1つは、カタカナ表記の和名だけでなく、英字綴りの洋名も活用することです。

　そしてもう1つは、薬の名前の由来を知ることです。

　アスピリンのピリンと、アンチピリンなどピリン系のピリンは、まったく語源が違います。

　すべての薬に対して、必ず名付け親（多くの場合、製薬メーカー

の担当者）がいて、それなりの理由をもって名前をつけています。
　その命名の意味を知ったときに、無味乾燥だったカタカナだらけの文字列が、まるで人の名前のような鮮明なイメージを持って見えるようになるはずです。

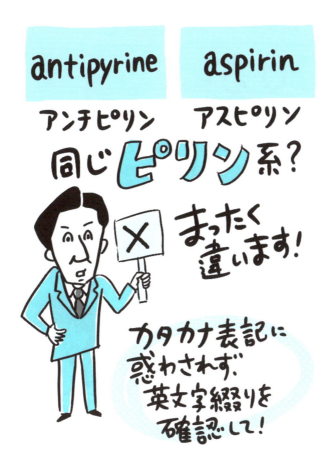

QUESTION 03

先発医薬品と
ジェネリック医薬品の
見分け方は?

病院でもらった処方箋には、
先発医薬品とジェネリック医薬品が混ざって記されていますが、
どれが先発でジェネリックなのかわかる人は少ないと思います。
名前の特徴から見分ける方法をお教えします。

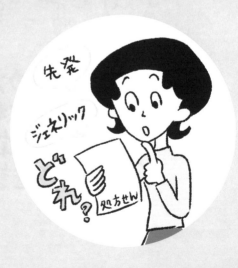

Question 03

先発医薬品とジェネリック医薬品の見分け方は？

先発医薬品の名前は
印象的な「製品名」

病気の治療に使われる薬には、複数の名前がつけられています。

特にみなさんが医師に発行してもらう処方箋に記されている薬の名前には、「一般名」と「製品名」（正確には販売名）という2種類が書かれていることがあります。

「一般名」は、薬の有効成分である化合物そのものにつけられている、ほぼ世界中で通用する名前です。私たち人間でいえば「本名」に相当します。

一方の「製品名（販売名）」は、有効成分を含んだ錠剤や粉末などの製品全体（添加物なども含めて）に対してつけられたもので、その製品が売られていて馴染みがある地域でのみ通用します。

その製品を製造販売している製薬メーカーが、販売促進をねらって、覚えやすく印象的な名前をつけていることが多く、「製品名（販売名）」は、「芸名」や「ニックネーム」に相当します。

一例をあげますと、インフルエンザの治療に使う有名な薬に「タミフル」があります。実はこの「タミフル」という名前は、製品名（販売名）に相当します。

その中に含まれている有効成分としての薬は、「オセルタミビル」です。ですから、「タミフル」を一般名で言い換えると「オセルタミビル」となります。

ちなみに、タミフルという製品名は、「オセル"タミ"ビルという有効成分を含んだ、イン"フル"エンザの治療薬」という意味で考案されたそうです。

189

ジェネリック医薬品は一般名

処方箋に薬が一般名と製品名で記されている場合、それには重要な意味があります。

実は、先発医薬品に対しては製品名、ジェネリック医薬品に対しては一般名が用いられているのです。

新しく発売されたばかりの薬については、ほとんどの場合、特許が成立しているので、それを開発したオリジナルの製薬メーカーだけに、製造販売権が与えられています。

そのような薬が先発医薬品と呼ばれます。

ところが、長年使われてきた薬については、特許期間が過ぎて、オリジナル以外の製薬メーカーが製造販売してもよいことになります。そのように、一般的になった薬がジェネリック医薬品です。

先発医薬品が医療現場で扱われるときには、たった一社が製造販売している製品だけしかなく、しかもその製薬メーカーが独特な製品名（販売名）をつけて流通させているので、処方箋にはその製品名（販売名）が記されます。

一方のジェネリック医薬品については、たくさんの会社がそれぞれ違う製品名をつけて売り出すと、医療関係者はそれらを全部把握しなければならなくなり、とても煩雑になります。

また、それが医師の処方ミスや薬剤師の調剤ミスを生じる要因になり得るので、ジェネリック医薬品にはバラバラの名前をつけることを避けて、共通した一般名を使うルールになっています。ですから、処方箋に記されるのは一般名になります。

Question 03
先発医薬品とジェネリック医薬品の見分け方は？

処方箋からジェネリック医薬品を区別するコツ

ところが、薬のことをあまり知らない方が処方箋を見ても、先発医薬品の製品名と、ジェネリック医薬品の一般名を区別するのは難しいかもしれません。

なぜなら、どちらもカタカナだからです。たとえば先ほど一例としてあげた「タミフル」と「オセルタミビル」ですが、どちらもカタカナで、初めて見たときには意味不明で、区別がつかないと思います。

同じカタカナの薬名を含んでいても、処方箋上で一般名と製品名を区別する方法があるので紹介しておきましょう。

たとえば、花粉症などのアレルギー疾患に用いられる、ある薬が処方される場合には、次のような名前が記されます。

・クラリチン錠 10mg
・ロラタジン錠 10mg「サワイ」
・ロラタジン錠 10mg「ファイザー」
・ロラタジン錠 10mg「ケミファ」
・ロラタジン錠 10mg「日医工」
・ロラタジン錠 10mg「アメル」
・ロラタジン錠 10mg「NP」
・ロラタジン錠 10mg「AA」など

この例では、「クラリチン」と「ロラタジン」が薬名に相当し、同じ有効成分を 10mg 含んだ錠剤ということなのですが、どれが先発医薬品でどれがジェネリック医薬品かわかりますか？

勘がいい方は気がついたと思いますが、「ロラタジン」とついた製品がたくさんあります。こちらがジェネリックです。

　そして「クラリチン」が先発です。ちなみに、先発のクラリチン錠10mgは、バイエル薬品が売っていて、値段は1錠あたり50.2円です。ジェネリックのロラタジン錠10mgは、どのメーカーのものも、値段は同じで1錠あたり19.2円とお安くなっています。

　このようにたくさん並んでいればわかりますが、1つだけの薬名を見て区別するためには、もう1つコツがあります。

　ジェネリックの名前の最後には、カッコ書きで製薬メーカーの名前、もしくは関連した記号が記されているのに気づいたでしょうか。

　実は、ジェネリック医薬品の名前は、

●主薬の一般名＋剤形＋含量＋「会社名（屋号等）」

とするよう定められています。ですから、「会社名」がついている薬名を見つけたら、それはジェネリック医薬品です。

　そして、その中に含まれているカタカナの名前が、有効成分の一般名に相当します。

　上の例ですと、「ロラタジン」という、一般名の有効成分を含んだ先発医薬品の製品名が「クラリチン」であるということです。

　自分が飲んでいる薬がどんなものなのか、きちんとわかった上で利用できた方が安心です。ですから、専門家でなくても、病院で薬の処方箋をもらって薬局に持っていく時点で、ある程度読み取れるようになっておいた方がいいと思います。

　今回紹介した方法で、先発とジェネリックが区別できれば、いろいろな場面で役立ちます。

先発医薬品とジェネリック医薬品の見分け方は？

　同じ薬をもらっているはずなのに、ある日から処方箋の薬名が変わって困惑したことがある方もいるのではないでしょうか。

　実はそんなケースの多くは、先発品からジェネリックに切り替えられたために、薬名が変わって見えるだけで、実質は変わっていません。

　上の例で理解できた方なら、以前は「クラリチン錠 10mg」だったのが、「ロラタジン錠 10mg「サワイ」」になっていても、「カッコ書きで会社名がついているからジェネリックに変わったんだな」と想像がつくはずです。

　ですが、思い込みで間違っていたらいけないので、念のため薬局で薬をもらうときに薬剤師に確認してください。

　また、最近ではジェネリック医薬品がだいぶ普及してきましたので、どれがジェネリックなのかを医師も薬剤師もいちいち説明してくれなくなってきました。ですから、多くの方が知らないうちにジェネリックを利用していることもあります。

　多くの方が、処方箋に記された薬名を見て、先発とジェネリックが区別できるようになることで、自分がジェネリックを利用していること、そして、そのことが医療費削減に貢献していることを実感してもらえるようになると思います。

193

QUESTION 04

薬の名前を覚える方法はある?

あなたはいつも服用している薬の名前を覚えていますか?
薬の名前は、災害などの緊急時にも非常に重要な情報です。
しかし人の名前はたくさん覚えられるのに、
薬の名前は覚えにくいと感じる人が多いでしょう。

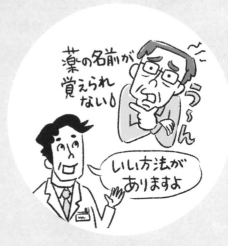

Question 04

薬の名前を覚える方法はある？

薬の名前を
覚えておく重要性

病気の治療のために薬を処方されているとき、ご自分の薬のことをどれくらい理解していますか？

医師や薬剤師に指示された通りに使っているだけで、実はどんな薬なのか知らないという方もいらっしゃるのではないのでしょうか。なかには、薬はもらったものの、うっかりしていて、いわれた通りに飲めていないという方もいるかもしれません。

普段はあまり意識しないかもしれませんが、自分が使っている薬のことをきちんと理解して、少なくとも「薬の名前を覚えておく」ことは、いざというときに役立ちます。

2011年3月に発生した東日本大震災の被災地には、全国から水や食料品、生活用品などの救援物資とともに、たくさんの医薬品が届けられました。

そして、支援のために駆けつけた医師が、糖尿病や高血圧症などの持病を抱えて薬を必要とする患者さんに配ろうとしました。

そのときに、避難する際にたまたま「お薬手帳」を持っていた方がいて、手帳に記された記録から、処方箋なしで今までと同じ薬を受け取ることができました。

ところが、急な災害時に意識して「お薬手帳」を持って避難することはなかなかできませんから、当然のように、多くの方が「お薬手帳」を持っていませんでした。

しかも大部分の方は、自分がどんな薬をもらっていたかさえ知らなかったのです。

同じ病気に対する薬でも、それぞれに特徴があり、それぞれの患

195

者さんの体質に合うものを選んで使用しなければなりません。

　ところが、被災地では地元の病院や薬局も被害を受けて、カルテや処方箋の確認もできない状態でしたから、「万事休す」となってしまいました。

　病院や薬局で新しい薬をもらったときや、持病を抱えており同じ薬をいつも必要とする人は、少なくともその薬の名前くらいは覚えておくべきでしょう。

薬の名前を覚えるのは なぜ難しいのか？

「覚えておいた方がよい」といわれても、薬の名前はカタカナだらけで覚えにくいです。

　一体どうすれば覚えやすくなるのでしょうか。

　私は大学の薬学部で、医薬品の作用メカニズムを扱う「薬理学」という科目を中心に教えています。6年制薬学部を卒業した学生は、薬剤師国家試験を受けて合格すれば、薬剤師の資格を得て働くことができますが、薬剤師国家試験には、毎回200〜300個の薬の名前が出題されます。

「少なくとも500個以上は、薬の名前を覚えていただきたい」

　と入学したての1年生にこのことを話すと、多くの学生たちは顔を曇らせてしまいます。

　薬の専門家をめざしていない方にとっては、たくさんの薬の名前を覚えることは意味のないことかもしれませんが、せめて自分が服用している薬を把握しておくために、私が薬学生に伝授している「薬の名前の覚え方のコツ」をご説明したいと思います。

Question 04
薬 の 名 前 を 覚 える 方 法 は ある ?

たくさんの「人名」を記憶できるのはなぜ?

　みなさんは、何人くらいの名前を覚えていますか?

　家族、親戚、友人、近所の人、職場の上司や同僚、学校の先生や同級生、病院の医師や看護師、スポーツ選手や芸能人、歴史上の人物など、丁寧に数え上げてみると、軽く100人は超えるのではないでしょうか?

　つまり、人の名前であれば、誰でもそれくらいは覚えられるのです。

　「人だとたくさん覚えられるけど、薬だと覚えられない……」

　というのは何だか不思議に思いませんか?

　ところが、よく考えてみると、薬の名前も人名と同じように扱えば、それほど苦労せずに覚えられるということではないでしょうか?

丸暗記は覚え間違いの原因!

　「暗記」というと、ひたすら丸暗記するか、語呂合わせで覚えようとする方が多いのではないでしょうか?

　丸暗記が得意な方はそれでもいいでしょうが、丸暗記の場合には、注意しなければならない点があります。

　特に薬の名前は、馴染みのないカタカナの並びですから、読み間違えが発生しやすいのです。

　そして、その間違いに気づかずにそのまま丸暗記してしまうと、一生間違った名前が頭に残ることになってしまいます。

　後で誰かに「間違っているよ」と指摘されて、恥をかくことになるかもしれません。

197

また、薬学関係の予備校や、一部のインターネットサイトなどでは、薬の名前をより簡単に覚えられる方法として「語呂合わせ」をすすめているところが多いようですが、私はおすすめしません。

　よく考えてみてください。あなたは、家族や友達の名前を語呂合わせで覚えていますか？

　そんなことをしている人はいないはずです。なぜかというと、名前の響きから一定のイメージが湧きますし、漢字を見るとその意味が何となく汲み取れるからです。

　語呂合わせは、意味のない数字や文字の羅列に、イメージしやすい意味を持たせるのには効果的なので、歴史の年号や電話番号、パスワードなどを暗記するのに活用するのはよいと思います。

　ところが、人名はそのようなものではなく、もともと意味があります。その意味を理解しないで、わざわざ語呂合わせを作るのはナンセンスです。

　また、私たちが頭に刻み込める情報の容量には限りがあるのに、その貴重なスペースを「語呂合わせを覚える」という余計な作業に費やしてしまうのはもったいないことです。

　おまけに、「覚えたはずの語呂を思い出せない」という最悪のケースも考えられます。

すべての薬の名前には 必ず意味がある

　薬の名前は、カタカナだらけなので、意味がないと勘違いしている方が多いことでしょう。

　ところが、よく考えてみると、名前ですから必ず名付け親がいます。

Question 04
薬の名前を覚える方法はある？

あなたのご両親が、「こんな子どもに育ってほしい」といった願いを込めてあなたに名前をつけてくれたように、一つひとつの薬も、名付け親（多くの場合、製薬メーカーの担当者）がそれなりの理由をもって名付けたはずです。

それさえわかれば、ちゃんと名前のイメージが湧きますので、語呂合わせなど必要ないのです。

人名は覚えやすいと思いますが、それでも時々、「あの人誰だっけ？」と名前を思い出せなくなることがあると思います。絶対忘れない人の名前と、思い出せなくなってしまう人の名前は、何が違うのでしょうか？

家族や親友の名前は、さすがに忘れないと思います。

実は、その人が歩んできた人生の出来事や、その人の性格や特徴などをよく理解し、またその人に対する好き嫌いとか、一緒に過ごしたときの感情を含む思い出の記憶があるはずです。

つまり、そのような人の名前は、「エピソード記憶」（自分の体験した出来事の一部）として記憶されているのです。

一方、「歴史上の人物として覚えなさい」といわれて覚えただけで、詳しいことも知らないし、特に興味がない場合には、「覚えたはずなのに思い出せない」ということが多いのではないでしょうか。

このような場合は、「意味記憶」（自分とは直接関係ないもの）として記憶されているのです。

自分が体験した出来事に関する「エピソード記憶」は、感情を伴っている点で印象深いので、覚えやすく、かつ思い出しやすい性質がありますが、自分とは直接関係なく、ただ丸暗記しただけの「意味

199

記憶」は、覚えたつもりでも頭に残りにくく、覚えたとしても思い出しにくいという性質があります。

これに照らし合わせると、親しい家族や友人の名前は「エピソード記憶」として覚えているので、忘れず思い出しやすく、一方自分に直接関係ない人の名前は「意味記憶」なので、度忘れしやすいというわけです。

薬の名前も同じです。

あなたが手にした一粒の薬は、決して「あって当たり前」ではなく、世界中の研究者のたゆまぬ努力と創意工夫によって、奇跡的に見つけ出されたものであることを知ると、印象がかなり変わると思います。

そして、そうした奇跡の薬によって、「自分の命が救われているのだ」と感じることができれば、その薬の名前が、自分の家族や親友の名前のように感じられ、「エピソード記憶」としてあなたの脳に刻み込まれることでしょう。

多くの方が、「すべての薬の名前には意味がある」ということを意識して、少なくとも自分や家族が使っている薬の名前を、覚えておいていただけることを期待します。

私は、薬学部の学生たちがたくさんの薬の名前を覚えるのに役立ててほしいと思い、『薬名[語源]事典』（武蔵野大学出版会）を作りました。760ページもある電話帳のような分厚い事典ですが、世界でたった一冊しかない「すべての医薬品の一般名の語源がわかる事典」です。さっそく大学の授業で副教材として活用したところ、学生たちは「薬の名前の意味を調べて覚えるのが楽しくなった」と喜んでくれました。みなさんも是非手にとって活用していただけたらうれしいです。

おわりに

　読者のみなさんの中には、大学進学を考えている高校生がいらっしゃるかもしれません。

　「化学が大好き」「薬にとても興味がある」「薬に関わる仕事に就きたい」……

　そんな方は、薬学部への進学がおすすめです。

　6年制薬学部へ進学して卒業することで薬剤師国家試験の受験資格を得て、見事合格すれば、薬のプロである薬剤師として働くことができます。

　ただし、調剤薬局・ドラッグストアや病院に勤務することだけが薬剤師の仕事ではありません。

　製薬会社での情報提供職（MRなど）や研究開発、医薬品の製造・品質管理に関わる仕事に就いたり、新しい医薬品の開発を進めるうえで必要な治験などの業務の一部を請け負う企業（CROなど）に勤めたり、食品・化粧品会社での商品開発等に携わっている先輩たちもたくさんいます。

　薬事行政や衛生指導に関わる公務員（厚生労働省技官、麻薬取締官、科学捜査研究所研究員、検疫官、各自治体の保健所職員など）として勤め、薬学の専門知識を生かして活躍している人もいます。

　私自身は大学の薬学部を卒業して薬剤師免許を取得しながらも、「多くの人を救うことのできる医薬品を自分で作り出してみたい」という思いから、研究職をめざして大学院へ進学し、その後大学薬学

部の教員として働くことができる機会を得て、薬学に関する知識や技能を学生たちに教えるとともに、新しい医薬品の創出に関わる実験研究に取り組んできました。

　また、自分の持っている知識や技能を、大学外の一般の方々にも役立てていただきたいという思いから、各種講演や記事執筆なども行ってきました。本書を発刊することになったのも、その一端です。

　みなさんが想像する以上に、薬学部卒業後の進路は多岐にわたっています。

　大切なことは、医薬に興味があり、やりがいを感じるかどうかです。

　本書を読んでいただいて、「面白い」「もっと学んでみたい」と思えたなら、あなたは「薬学部向き」といえるでしょう。

　進路選択の一助になれば、幸いです。

（本書籍は、総合情報サイト「All About」に掲載された著者の記事の一部を再編集したものです）

むさしの寺子屋シリーズ

大学の各学部で学ぶ
専門的な内容を、
わかりやすく紹介する
「雑学シリーズ」です！

装丁・本文デザイン　三枝未央
イラスト　　　　　　野田節美
編集　　　　　　　　斎藤 晃（武蔵野大学出版会）

＜むさしの寺子屋シリーズ1＞
副作用がなければ薬じゃない？
～薬学のススメ～

発行日 2025 年 2 月 14 日　初版第 1 刷

著　者　阿部和穂
発　行　武蔵野大学出版会
　　　　〒202-8585 東京都西東京市新町 1-1-20
　　　　武蔵野大学構内
　　　　Tel. 042-468-3003　Fax. 042-468-3004

印刷 株式会社ルナテック

©Kazuho Abe　2025 Printed in Japan
ISBN 978-4-903281-67-4

武蔵野大学出版会ホームページ　http://mubs.jp/syuppan/

「薬名[語源]事典」

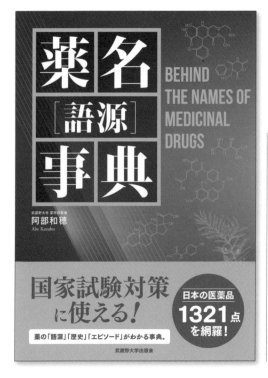

武蔵野大学 薬学部教授 **阿部和穂**[著]

税込み価格7480円　B5判・並製760頁

その薬はなぜその名前がついたのか？

「語源」「歴史」「エピソード」から
薬名の由来を解説。
日本の医薬品1321点を網羅した、
薬剤師国家試験対策にも最適な一冊！

武蔵野大学出版会